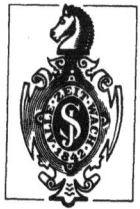

Richard Rost

Sport und Gesundheit

Gesund durch Sport
Gesund trotz Sport

Springer-Verlag
Berlin Heidelberg New York
London Paris Tokyo
Hong Kong Barcelona
Budapest

Mit 48 Abbildungen, davon 19 in Farbe

ISBN-13:978-3-540-57602-0 e-ISBN-13:978-3-642-78745-4
DOI: 10.1007/978-3-642-78745-4

Dieses Werk ist urheberrechtlich geschützt. Die dadurch begründeten Rechte, insbesondere die der Übersetzung, des Nachdrucks, des Vortrags, der Entnahme von Abbildungen und Tabellen, der Funksendung, der Mikroverfilmung oder der Vervielfältigung auf anderen Wegen und der Speicherung in Datenverarbeitungsanlagen, bleiben, auch bei nur auszugsweiser Verwertung, vorbehalten. Eine Vervielfältigung dieses Werkes oder von Teilen diese Werkes ist auch im Einzelfall nur in den Grenzen der gesetzlichen Bestimmungen des Urheberrechtsgesetzes der Bundesrepublik Deutschland vom 9. September 1965 in der jeweils geltenden Fassung zulässig. Sie ist grundsätzlich vergütungspflichtig. Zuwiderhandlungen unterliegen den Strafbestimmungen des Urheberrechtsgesetzes.

© Springer-Verlag Berlin Heidelberg 1994

Redaktion: Ilse Wittig, Heidelberg
Umschlaggestaltung: Bayerl & Ost, Frankfurt,
unter Verwendung einer Illustration von David Lawrence,
The Image Bank
Innengestaltung: Andreas Gösling, Bärbel Wehner, Heidelberg
Herstellung: Andreas Gösling, Heidelberg
Satz: Ulrich Kunkel Textservice, Reichartshausen

67/3130 – 5 4 3 2 1 0 – Gedruckt auf säurefreiem Papier

Inhaltsverzeichnis

1 Warum dieses Buch geschrieben wurde   1

**2 Ein wenig Theorie,
aber nicht mehr als sein muß** 6
Der Mensch funktioniert wie ein Auto
und was daraus folgt 6
Was machen Atmung und Kreislauf
unter Belastung? 15
Was ändert sich durch Training an Herz,
Kreislauf und Stoffwechsel? 21
    Voraussetzungen
    für die Trainingswirksamkeit 25
    Das Sportherz 27

**3 Wie gefährlich ist Sport,
und was kann man dagegen tun?** 29
Verhinderung von Sportverletzungen
und Überlastungsschäden 30
    Auswahl der Sportart 30
    Berücksichtigung
    der individuellen Fähigkeiten 31
    Aufwärmen und Abkühlen 31
    Gezielter Trainingsaufbau 33
    Geeignete Ausrüstung 33

Sportvorsorgeuntersuchung 34
Kenntnis der wichtigsten
Erste-Hilfe-Maßnahmen 36

4 Sport ist für alle da 38
Wann sollte man wie mit dem Sport anfangen? 39
   Kinder und Jugendliche 39
   Leistungssport im Kindesalter 44
Sport im höheren Lebensalter 47
   Welche Sportarten sind für ältere Menschen
besonders geeignet bzw. weniger geeeignet 49
Sport ist keine Männersache:
Frauen und Sport 51
   Sport und Schwangerschaft 57

**5 Wie wirken sich Umweltfaktoren
auf die sportliche Belastbarkeit aus?** 59
Hitzeschäden und wie man sie vermeidet 59
   Vorsorgemaßnahmen gegen Hitzeschäden ... 62
Sport in größeren Höhen 63
Sport in der Kälte 65
Umweltschadstoffe – wie schädlich
sind sie wirklich? 69
   Ozon 69
   Ultraviolette Strahlung 74
   Schwefeldioxid 75
   Stickstoffoxid 76
   Kohlenmonoxid 76
   Dioxin 78

**6 Das ABC der wichtigsten Krankheiten
aus sportmedizinischer Sicht** 81
Alkoholismus 82
Anfallsleiden (Epilepsie) 85
Arteriosklerose (Gefäßverkalkung) 87

Asthma	99
Bandscheibenschäden	102
Blutdruck (zu niedriger)	106
Bluthochdruck	109
Fettstoffwechselstörungen	116
Geistes- und Gemütskrankheiten	123
Gelenkverschleiß (Arthrose)	124
Herzfehler	126
Herzinfarkt	130
Herzrhythmusstörungen	135
Krampfadern und andere Erkrankungen der Venen	143
Krebserkrankungen	146
Leberkrankheiten	148
Magersucht	150
Muskelkrankheiten	151
Raucherbein	152
Rheumatismus	154
Schlaganfall und Hirngefäßverkalkung	155
Übergewicht	158
Zuckerkrankheit (Diabetes mellitus)	166

7 Das Gesundheits-ABC der verschiedenen Sportarten ... 171

Aerobic	171
Angeln	172
Ausdauersportarten	173
Badminton	174
Basketball	176
Bergsteigen	177
Bergwandern	177
Billard	178
Bobfahren	179
Bodybuilding	179
Boxen	181

Eishockey	182
Eislauf	182
»Eislanglauf«	183
Eissprint	183
Eiskunstlauf	183
Eisstockschießen	183
Eistanz	184
Fallschirmspringen	184
Faustball	184
Fechten	184
Federball	184
Fitneßtraining	185
Flugsportarten	187
Fußball	188
Gehen	188
Golf	189
Gymnastik	190
Handball	191
Hockey	192
Indiaka	192
Jogging	193
Judo	195
Kampfsportarten	195
Kanusport	197
Kegeln	198
Kraftsportarten	198
Leichtathletik	202
Mannschaftsspiele	203
Marathonlauf	207
Motorsport	209
Orientierungslauf	209
Paddeln	209
Prellball	209
Radfahren	210
Reiten	212

Ringen 213
Rodeln 213
Rudern 213
Rückschlagspiele 214
Sauna 216
Schach 221
Schießen 221
Schwimmen 221
Segeln 224
Skilauf 224
Skigymnastik 227
Skilanglauf 227
Squash 229
Surfen 229
Tanzen/Tanzsport 230
Tauchen 231
Tennis 231
Tischtennis 233
Triathlon 234
Turnen (Geräteturnen) 235
Volleyball 235
Wandern 236
Wasserball 236
Zirkeltraining 237

Abbildungsnachweis 238

1 Warum dieses Buch geschrieben wurde

Dieses Buch richtet sich an alle, die gesund Sport treiben wollen. Das heißt: Es richtet sich an denjenigen, der durch Sport Krankheiten verhindern will, ohne durch den Sport krank zu werden. Und es richtet sich an denjenigen, der schon regelmäßig Sport treibt und fragt, wie er dies aus gesundheitlicher Sicht am besten tun sollte und wie er seine Leistungsfähigkeit steigern kann, ohne dabei durch allzu intensives und unvernünftiges Training krank zu werden. Hier gibt es viele Fragen, die Sie vielleicht schon immer Ihrem Hausarzt stellen wollten – wozu Sie aber in der überfüllten Sprechstunde nie gekommen sind. Das Buch richtet sich aber auch an denjenigen, der bisher nie über die Möglichkeit nachgedacht hat, seine Gesundheit durch Sport zu verbessern, der Sport vielleicht für etwas gehalten hat, das nur in der Sportschau betrieben wird, für den Normalbürger aber unerreichbar oder sogar gefährlich ist. Dies gilt nicht nur für Gesunde, sondern auch für diejenigen, bei denen möglicherweise bereits Krankheiten vorhanden sind. Deshalb einleitend einige Gedanken zu den Beziehungen zwischen Sport und Gesundheit:

Gesundheit ist unser wichtigstes Gut. So ergibt es sich zumindest aus den jährlichen Neujahrsumfragen. Und tatsächlich, hat das geflügelte Wort nicht recht: Gesundheit ist zwar nicht alles, ohne Gesundheit ist aber alles nichts! Warum ist heute Gesundheit so wichtig geworden?

Dank einer immer besser werdenden Medizin erreichen heute immer mehr Menschen ein immer höheres Lebensalter. Alter bedeutet aber auch oft Krankheit und Gebrechen. Um die längere Lebenszeit, ebenso wie die angesichts der kürzeren Lebensarbeitszeit längere Freizeit sinnvoll nutzen zu können, ist Gesundheit Voraussetzung. Gesund zu sein ist aber heute nicht mehr nur persönliches Interesse des Einzelnen, sondern auch gewissermaßen soziale Verpflichtung. Da immer mehr Menschen immer älter werden, bedürfen sie auch einer immer intensiver und immer teurer werdenden Medizin. Inzwischen wird schon jede 10. Mark des Bruttosozialprodukts im Gesundheitssystem ausgegeben! Die Kosten für das Gesundheitssystem haben die Höhe des Bundeshaushaltes erreicht.

Es ist deshalb wichtig, unnötige Erkrankungen zu vermeiden und in ein höheres Lebensalter zu verschieben. Sportler werden zwar nicht älter, so ein satirisch gemeinter Ausspruch, sie sterben aber dafür gesünder. Ist dies nicht eigentlich der sinnvolle Weg? Gesund alt werden und, so paradox dies erscheinen mag, »gesünder zu sterben«, daran sollte uns allen liegen. Vorzeitige Erkrankungen, also den unnötigen Herzinfarkt im Alter von 50 Jahren zu vermeiden, vorzeitige Gefäßverkalkung, den Schlaganfall, der zu langem Siechtum und zu einem Verlust an sinnvoller Lebensqualität führt, zu verhindern, dies ist eine wichtige gesundheitliche Aufgabe.

Damit ist bereits der Sport angesprochen. Dem Sport kommt heute für die Gesundheit eine wichtige Rolle zu. »Langläufer leben länger«, so empfehlen die Sportbünde. Sportler leben aber nicht nur länger, sie leben auch vernünftiger (oder sie sollten dies zumindest tun!) und haben mehr von ihrem Leben. Hiermit sind keineswegs nur die Langläufer gemeint, sondern alle Sporttreibenden.

Wir leiden und sterben an den Krankheiten, die die Ärzte nicht verhindern können, wie ganz besonders die Gefäßverkalkung (Arteriosklerose) und Krebserkrankungen. Wenn sich solche Krankheiten erst einmal eingestellt haben, gibt es meist nur Medikamente oder Operationen, die lindern, aber nicht heilen können. Um diese Krankheiten zu vermeiden, gilt es, selbst gesundheitlich aktiv zu sein. Gesundheit ist nichts, was man sich passiv auf ein Krankenkassenrezept in der Apotheke besorgen kann, sondern etwas, was man sich aktiv erwerben und erhalten muß. Und hier ist die körperliche Aktivität, der Sport, ein wichtiger Beitrag.

Nicht immer wird dies so gesehen. Dem »Treibe Sport und bleibe gesund« stellen Skeptiker gegenüber »Treibe Sport oder bleibe gesund«, bis hin zum »Sport ist Mord und Breitensport ist Massenmord«. Spaßvögel zitieren häufig den Ausspruch von Churchill, der auf die Frage, warum er ein so hohes Lebensalter bei so guter körperlicher Leistungsfähigkeit erreicht habe, gesagt haben soll? »No sports only Whisky.« Und tatsächlich passiert ja immer wieder etwas beim Sport! Die Sportberichte am Montag lesen sich häufig wie Krankenhausbulletins. Was würden all die Orthopäden am Alpenrand tun, wenn es nicht den alpinen Skilauf gäbe? Die Kosten, die Sportverletzungen verursachen, werden jährlich mit fast 5 Milliarden Mark angegeben. Kritiker haben deshalb schon gefordert, Sportverletzungen als selbstverschuldet aus der Versicherungspflicht der Krankenkassen herauszunehmen.

Und es kommt leider nicht nur zu Sportverletzungen, die ja meist wieder heilen, sondern gelegentlich auch zu nicht wiedergutzumachenden Schädigungen bis hin zum plötzlichen Tod beim Sport. Kaum ein großer Volkslauf wie der Berlin-Marathon, bei dem nicht ein toter Langläufer fast schon zum Ritual gehört. Besonders bekannt wurde das Beispiel des amerikanischen Papstes der Langläufer, Jim Fixx, der plötzlich beim Laufen starb und damit die ganze amerikanische Läuferbewegung verunsicherte.

Selbstverständlich, und hier liegt die Lösung dieses scheinbaren Widerspruchs, ist Sport nicht an sich gesund, sondern immer nur so gesund, wie er betrieben wird. Niemand kann behaupten, daß beispielsweise Boxen, Autorennfahren oder alpiner Skilauf sehr gesundheitsfördernd seien, im Gegensatz zu Laufen, Radfahren oder Schwimmen. Doch Sport wird nicht nur aus gesundheitlichen Gründen betrieben, sondern auch aus Freude an der Bewegung, am Wettkampf und an der Erfahrung der eigenen Grenzen.

Wie verhindert man beispielsweise Unfälle und Zwischenfälle beim Skilauf oder beim Tennisspiel? Die Frage, wie vernünftig Sport betrieben wird, hängt ganz besonders vom Gesundheitszustand ab. Viele, besonders ältere Sportler sind heute nicht mehr ganz gesund, ja oft ernsthaft krank, ohne dies zu wissen. Dann ist es kein Wunder, wenn es beim Sport zu Zwischenfällen kommt. Aber auch dann, wenn Krankheiten vorhanden sind, braucht man nicht auf Bewegung zu verzichten! Sport wird heute sogar zur Behandlung von zahlreichen Erkrankungen empfohlen, wie Herzinfarkt, aber auch Rückenbeschwerden, Asthma, Bluthochdruck, Zuckerkrankheit etc. Wer rastet, der rostet, dieser Satz gilt nicht nur für den Gesunden, sondern auch für den chronisch Kranken. Vernünftig betriebener Sport bedarf dann natürlich ganz besonderer Beratung des Sportlers.

Im Zusammenhang mit Sport und Gesundheit ergeben sich somit eine Fülle von Fragen, die sich auf einzelne

Sportarten ebenso beziehen wie auf verschiedene Krankheiten. Wir wollen daher in diesem Buch versuchen, Ihnen diese Fragen zu beantworten. Um Ihnen das Nachschlagen zu erleichtern, haben wir die Thematik nach Stichworten gegliedert. In Kap. 6 finden Sie Informationen zu Sportmöglichkeiten bei bestimmten Krankheiten. In Kap. 7 haben wir den gesundheitlichen Stellenwert verschiedener Sportarten dargestellt. Wenn Sie beispielsweise wissen wollen, was sie vom gesundheitlichen Wert des Badmintons, Laufens oder Bergsteigens halten sollen, sehen Sie in Kap. 7 nach; wenn Sie wissen wollen, welcher Sport bei Bandscheibenschäden, Zuckerkrankheit oder nach Herzinfarkt geeignet ist, sehen Sie in Kap. 6 unter den entsprechenden Stichworten nach.

Also, treiben Sie Sport, aber Ihrer Gesundheit zuliebe und nicht zum Schaden Ihrer Gesundheit. Denken Sie dabei an die Herkunft des Wortes Sport: Es leitet sich ab vom Lateinischen deportare – wörtlich: wegtragen. Gemeint ist, daß der Sport Sie wegtragen soll von Ihren Problemen, auch Ihren gesundheitlichen Problemen, Sie unterhalten und zerstreuen soll. Gemeint ist nicht, daß Sie hinterher vom Sportplatz weggetragen werden sollen!

2 Ein wenig Theorie, aber nicht mehr als sein muß

Der Mensch funktioniert wie ein Auto und was daraus folgt

Wer gesund Sport treiben will, muß kein Experte für Sport und Sportmedizin sein, aber einige theoretische Grundkenntnisse sind sicher hilfreich. Vielleicht macht es sogar mehr Spaß, gesund Sport zu treiben, wenn man weiß, was man warum tut. Auch wer vernünftig Auto fahren will, muß nicht unbedingt sein Auto auseinandernehmen und wieder zusammenbauen können, einiges über die Funktionsweise eines Autos sollte er jedoch wissen (Abb. 1). Nun wissen in unserer automobilen Gesellschaft die meisten Leute über ihr Auto viel besser Bescheid als über sich selbst. Und hier liegt sicher eines unserer Hauptprobleme im gesundheitlichen Bereich. Gesundheit oder gar Krankheit, das ist etwas Geheimnisvolles, und wie es mit dem eigenen Körper bestellt ist, möchte man vielleicht gar nicht so genau wissen. Womöglich kommt sonst heraus, daß man gar nicht so gesund ist, wie man glaubt!

Wenn Sie sich selbst bewegen wollen – das heißt ja wörtlich übersetzt eigentlich »automobil« –, so ist für Sie keineswegs Sport gleich Sport. Die individuellen Voraussetzungen nach Alter, Geschlecht, sportlichen Vorerfah-

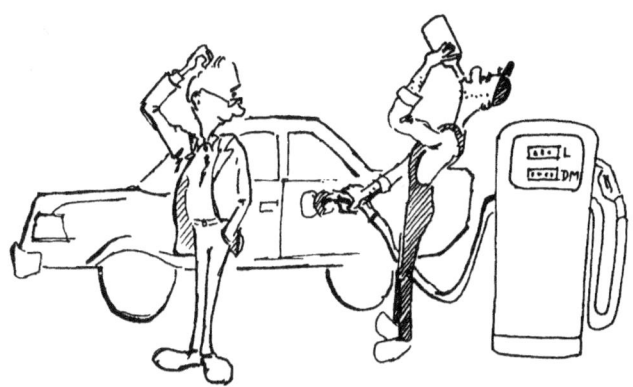

Abb. 1. Der Mensch funktioniert wie ein Auto.

rungen, Gesundheitszustand und gesundheitlichen Risiken sind sehr unterschiedlich. Wenn Sie »Ihren« Sport optimal aussuchen und durchführen wollen, sollten Sie schon einiges mehr darüber wissen, wie die »Verbrennungsmaschine« Mensch unter Belastung funktioniert. Denn ebenso wie einen technischen Motor können Sie auch den Menschen als eine Art Verbrennungsmotor betrachten, der nicht Benzin oder Diesel, sondern Kohlenhydrate und Fette in Energie umwandelt. Im folgenden wollen wir kurz die wichtigsten Abläufe darstellen, die sich in diesem Motor während körperlicher Belastung abspielen, um daraus Schlußfolgerungen für einen gesundheitlich orientierten Sport ziehen zu können.

Sport treiben heißt biologisch, eine Leistung zu erbringen, wofür Energie erforderlich ist. Diese Energie entsteht durch die Verbrennung von Kohlenhydraten, speziell Traubenzucker, und Fett. Die Zufuhr dieser »Treibstoffe« geschieht durch die Nahrungsaufnahme, wobei die Kohlenhydrate vor allem durch Kartoffeln und Getreideprodukte, wie Brot, Nudeln etc., die Fette mit dem Fleisch oder als reine tierische bzw. pflanzliche Fette

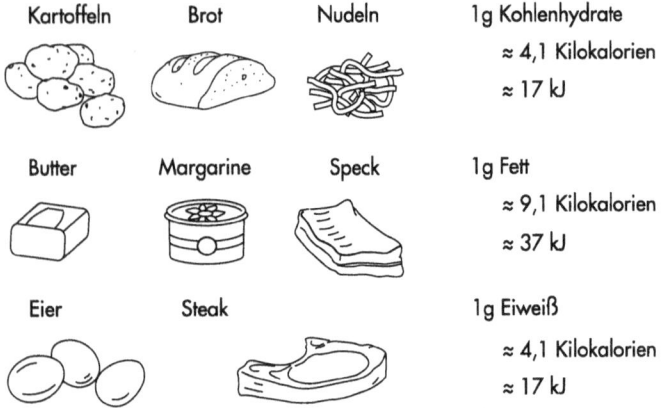

Abb. 2. Der Energiegehalt der wichtigsten Nahrungsmittel.

aufgenommen und dann im Körper gespeichert werden. Die *Kohlenhydrate* werden in der Muskulatur und in der Leber abgelagert, als sog. tierische Stärke, das *Glykogen*. Hiervon hat man allerdings nur eine verhältnismäßig geringe Menge gespeichert. Das Fett wird, wie jeder weiß, an ziemlich vielen Körperstellen abgelagert, an denen man es meist gar nicht so gerne sieht, wie insbesondere als »Rettungsringe« um die Hüften, an den Oberschenkeln usw. Die Speicherungsfähigkeit des Körpers hierfür ist praktisch grenzenlos. Sport ist ein wichtiges Mittel, um zur Verbrennung von überflüssigen Fettablagerungen beizutragen.

Wo erfolgt nun die *Verbrennung,* wo ist der »innere Ofen«? Dies geschieht in der Muskulatur selbst. Unter Verbrennung versteht man die Verbindung dieser Kohlenhydrate und Fette mit Sauerstoff, der über den Blutkreislauf antransportiert wird. Die Verbrennung zu Wasser und Kohlendioxid, also einem Abgas ähnlich wie beim Auto, erfolgt in der Muskelzelle selbst. Sie geschieht allerdings nicht explosionsartig wie beim Motor, sondern sie ist im Körper in eine komplizierte schrittweise Abfolge zerlegt. Jeder dieser Einzelschritte geschieht durch spezielle Katalysatoren. Der Begriff des Katalysators ist inzwischen durch das Auto allgemein gebräuchlich geworden. Man versteht unter Katalysatoren Stoffe, die die chemischen Reaktionen beschleunigen. Im biologischen Bereich handelt es sich dabei um Eiweiße, Biokatalysatoren, die als *Enzyme* bezeichnet werden. Dies zu verstehen ist wichtig, um den Erfolg von Training begreifen zu können. Training führt dazu, daß diese Biokatalysatoren stärker benutzt, zerschlissen und dann vom Körper in größerer Menge wieder aufgebaut werden. Die Verbrennungskapazität des Muskels steigt damit an. Man spricht vom Prinzip der *Superkompensation*.

Wenn die Fette und Kohlenhydrate als Brennstoffe in Frage kommen, so stellt sich hier eine wichtige Frage: Jeder, der in der Schule aufgepaßt hat, weiß, daß Fette viel mehr Energie enthalten als Kohlenhydrate. Wer es nicht weiß, muß es schmerzlich an seinem Bauchumfang erfahren! Ein Gramm Kohlenhydrat, also Brot, Kartoffeln, Nudeln, enthält 4 Kilokalorien (kcal), ein Gramm Fett, also Butter, Schmalz, Margarine, mehr als das Doppelte, nämlich 9 kcal. Eiweiß, der dritte wichtige Bestandteil unserer Ernährung, ist für den Körper zu wichtig, um für Energiezwecke verbrannt zu werden. Eiweiß wird als Baumaterial oder für wichtige Funktionen, etwa in Enzymen verwandt. Nur unter extremen Bedingungen wird es als Energieträger benutzt (Abb. 2).

Warum gewinnt dann nicht der Dicke mit seinen riesigen Energiereserven in Form von Fett das Rennen? Um dies zu verstehen, sollte man etwas über den Ablauf der *Energiebereitstellung* im Körper wissen. Die wichtigsten Abbauwege für die Energiebereitstellung zeigt Abb. 3. Die Kohlenhydrate, speziell der Traubenzucker, werden zunächst in kleinere Untereinheiten zerlegt. Diese treten

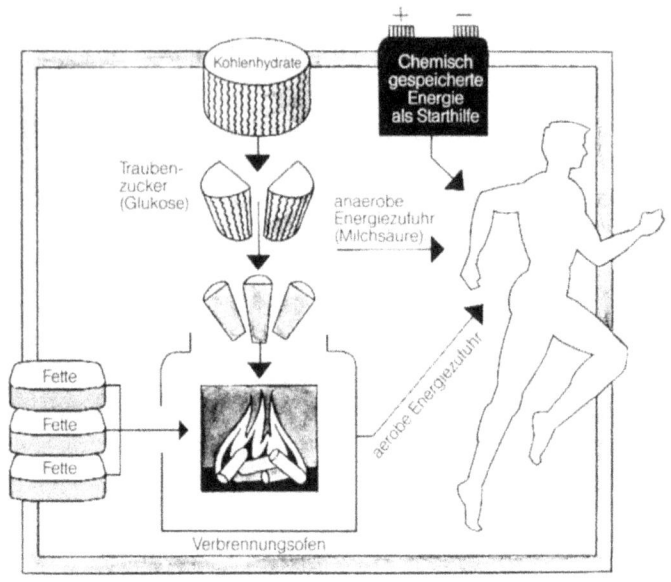

Abb. 3. Die Verbrennung von Fetten und Zucker.

dann in den eigentlichen »Verbrennungsofen« ein. Die Verbrennung erfolgt in den kleinen chemischen Kraftwerken der Zelle, den Mitochondrien. Die hierfür notwendigen Biokatalysatoren, die Enzyme, sind jedoch nur in beschränkter Menge verfügbar. Den Kreislauf, in dem diese Verbrennung erfolgt, nennt der Wissenschaftler den *Zitronensäurezyklus*. Im Vergleich zu den Kohlenhydraten sind die Fette zwar sehr energiereich, sie »brennen« aber schlecht. Sie werden deshalb zusammen mit den »gut brennenden« Kohlenhydraten in den Zitronensäurezyklus eingeschleust. Ist nicht genügend Traubenzucker zur Verbrennung vorhanden, verbrennen auch keine Fette. Die *Fette verbrennen im Feuer der Kohlenhydrate,* so ein alter biologischer Lehrsatz.

Kohlenhydrate enthalten zwar weniger Energie, sie sind aber ein besonders gut brennbarer Stoff, von dem wir leider nur beschränkte Mengen verfügbar haben. Wenn es dem Körper gelingt, mehr Fette zu verbrennen, so kann er seine wertvollen Kohlenhydrate gewissermaßen »strecken«. Tatsächlich liegt hierin ein wichtiger Trainingseffekt für den Langläufer, eine Wirkung, die aber auch für die Gewichtsabnahme oder die Behandlung von Fettstoffwechselstörungen wichtig ist. Wer gezielt diejenigen Enzyme trainiert, die die Fettverbrennung bewirken, kann mit der Zeit immer mehr Fette über den Nebenschluß in die Verbrennung einschleusen. Dies geschieht durch Ausdauerbelastungen, die lange, aber mit verhältnismäßig geringer Intensität erfolgen. Während der Untrainierte auch bei langdauernden Belastungen nur etwa ein Drittel seiner Energie durch Fettverbrennung gewinnt, kann der Trainierte diese Fettverbrennung bis auf zwei Drittel des Energiebedarfs steigern. Er wird mit der gleichen, bei ihm aber meist sogar in größerer Menge verfügbarer Kohlenhydrate wesentlich schneller und länger laufen können.

Abbildung 3 zeigt uns aber auch, daß dem Körper als Energiequelle nicht nur die Verbrennung zur Verfügung steht; bei Bedarf kann er auch ohne Verbrennung Energie gewinnen. An dieser Stelle wollen wir daher den Fachausdruck für die Energiegewinnung durch Verbrennung einführen, nämlich die *aerobe Energiegewinnung*, abgeleitet von aer = Luft, hier eigentlich Sauerstoff. Wird Energie ohne Verbrennung gewonnen, so spricht man von *anaerober Energiegewinnung*. Hierfür gibt es wiederum zwei Möglichkeiten. Genau wie der Automotor hat auch der Muskel direkt verwertbare Energie gespeichert. Beim Auto ist dies die chemische Energie der Batterie, die zur Starterfunktion benötigt wird. Diese chemische Energie des Muskels sind sog. *energiereiche Phosphate*, die ausreichen, um Belastungen im Bereich bis zu 10 Sekunden durchzuführen. Dies klingt wenig, reicht im Sport aber für die meisten Sprünge und Würfe aus. Man sollte diese energiereichen Phosphate also nicht unterschätzen! Mit ihrer Hilfe kann man immerhin Olympiasieger im Hochsprung, Weitsprung, Kugelstoßen, Speerwerfen und vielen Disziplinen mehr werden.

Es kann aber vorkommen, daß der Körper länger als 10 Sekunden Leistungen erbringen muß, ohne hinreichend verbrennen zu können. Dies gilt ganz besonders dann, wenn hochintensive Belastungen mit hohem Energiebedarf durchgeführt werden, wie beispielsweise der 400-m-Lauf. Wie schon erwähnt: Die Biokatalysatoren für die Verbrennung sind nur in beschränkter Menge verfügbar. Dagegen kann der Körper praktisch unbeschränkt Traubenzucker aufspalten. Obwohl bei der Verbrennung einer Traubenzuckereinheit viel mehr Energie entsteht als bei der Aufspaltung, ist durch die Vielzahl der aufgespaltenen Traubenzuckereinheiten für kurze Zeit sehr viel Energie verfügbar. Dies hat allerdings einen Haken, denn als Spaltprodukt entsteht die *Milchsäure,* das Laktat. Der Muskel »übersäuert« im wörtlichen Sinn. Deshalb greift er auf diese Form der Energiebereitstellung nur dann zurück, wenn es gar nicht anders geht, also wenn die Verbrennung, die viel mehr Energie aufbringt und nicht zur Übersäuerung führt, nicht ausreichend erfolgen kann.

Außer bei sehr intensiven Belastungen ist dies besonders bei allen größeren Krafteinsätzen der Fall. Wenn der Muskel *Kraft* ausübt, werden die Blutgefäße in ihm zusammengedrückt, es erfolgt keine Sauerstoffzufuhr mehr. Aus diesem Grund können Kraftbelastungen immer nur kurzfristig durchgehalten werden, nämlich so lange, bis die steigende Milchsäurekonzentration eine Fortführung der Muskelkontraktion unterbindet. Weil somit Kraftbelastungen nie länger als 1–2 Minuten durchgehalten werden können, führen sie auch nicht zu

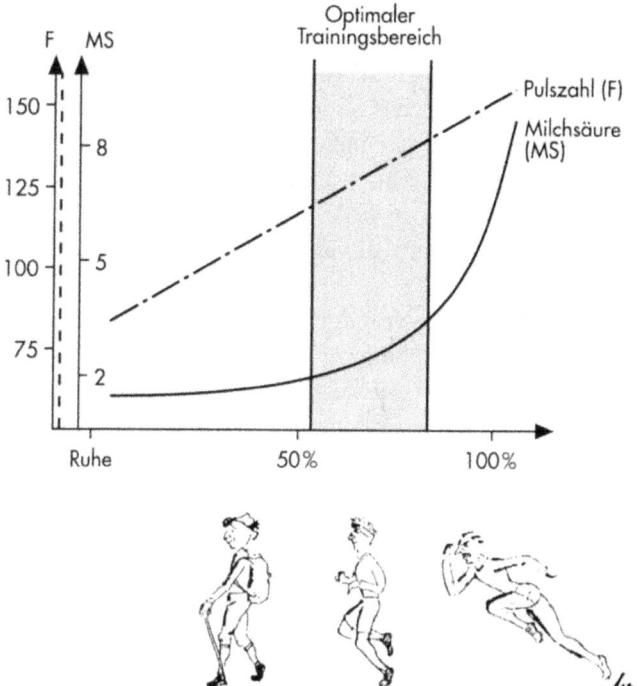

Abb. 4. Die optimale Trainingsintensität zur Verbesserung von Herz, Kreislauf und Stoffwechsel liegt im Bereich von 60–70 % der Maximalleistung. Belastungen unter 50 % des Maximums sind trainingsunwirksam, zu intensive Belastungen führen wiederum zu einem geringen Effekt, da durch die viele Milchsäure eine Übersäuerung entsteht.

einer Trainingswirkung auf das Herz- und Kreislauf-System.

Den Zusammenhang zwischen der Energiebereitstellung durch Verbrennung und Milchsäurebildung zeigt Abb. 4. Wenn man sich nur gering belastet, beispielsweise langsam geht, und dann die Belastungsstärke über langsames Joggen bis hin zu schnellerem Laufen steigert, wird bei geringerer Belastungsintensität die gesamte Energie nur durch Verbrennung bereitgestellt. Wird eine bestimmte Schwelle der Belastungsintensität überschritten, so reichen die Enzyme für die Verbrennung nicht mehr aus. Jetzt setzt gewissermaßen der »Nachbrenner« ein, es wird mehr und mehr auch Energie durch die Aufspaltung von Traubenzucker zu Milchsäure bereitgestellt. Dies hat allerdings den schon erwähnten Nachteil: der Muskel übersäuert.

Der Übergang von der reinen Verbrennung zur teilweisen Milchsäurebildung wird als *aerob-anaerobe Schwelle* bezeichnet. Sie liegt beim Untrainierten etwa bei zwei Dritteln seiner maximalen Leistungsfähigkeit. Ist der Belastungsreiz zu gering, d. h. liegt die Intensität einer Belastung unterhalb von 50 % der Maximalleistung, wie etwa für die meisten Menschen beim Spazierengehen und Wandern, so reicht der Reiz nicht aus, um Trainingseffekte zu bewirken. Auf der anderen Seite beobachtet man häufig Menschen, die nach dem Motto trainieren: »Je intensiver, desto besser«, »Je kaputter ich mich nach dem Training fühle, desto mehr habe ich davon.« Auch dies ist falsch. Ist der Muskel übersäuert, so werden die für die Verbrennung verantwortlichen Biokatalysatoren nicht mehr optimal beansprucht, es kommt auch dann zu keinem Trainingseffekt für das Herz-Kreislauf-System. Es nutzt also nichts, mit hechelnder Zunge, d. h. völlig übersäuert, durch die Landschaft zu keuchen!

Was machen Atmung und Kreislauf unter Belastung?

Die Anpassung der »Verbrennungsmaschine Mensch« an eine höhere körperliche Belastung bedeutet vor allem eine Steigerung des Sauerstofftransports zum Muskel. Dies fordert eine erhebliche Leistungssteigerung von Atmung und Kreislauf. Die Kreislaufreaktionen bei verschiedenen Belastungsformen und Sportarten sind sehr unterschiedlich, entsprechend unterschiedlich sind auch die positiven Anpassungseffekte bzw. die relativen Gefahrenmomente bei verschiedenen Sportarten. Aus diesem Grund sollten die Grundzüge der Anpassung von Atmung und Kreislauf unter Belastung bekannt sein. Besonders wichtig ist dies, wenn der Sport aus Gesundheitsgründen betrieben wird, z. B. zur Vorbeugung oder Behandlung von Herz-Kreislauf-Erkrankungen.

Der *Sauerstofftransport* wird durch zwei hintereinander geschaltete Transportsysteme bewerkstelligt, *Atmung* und *Blutkreislauf* (Abb. 5). Bei Gesunden wirkt im allgemeinen immer das Herz-Kreislauf-System leistungsbeschränkend, da die Reserven der Atmung viel höher sind als die des Kreislaufs. Bei krankhaften Zuständen, z. B. wenn durch eine chronische Lungenerkrankung die Leistungsbreite der Atmung stärker eingeschränkt ist als die des Kreislaufs, kann auch die Atmung zum schwächsten Glied in der Transportkette und damit leistungsbeschränkend werden.

Unter körperlicher Belastung wird zunächst durch die Atmung mehr Sauerstoff in das Blut gebracht. Der verstärkte Transport zur Muskulatur erfolgt dann durch eine Steigerung des Blutkreislaufs. Diese Steigerung geschieht vor allem durch die Herzschlagzahl *(Pulsfrequenz)*. In Ruhe schlägt unser Herz bekanntlich 60- bis 70mal pro Minute. Unter Belastung kann diese Schlag-

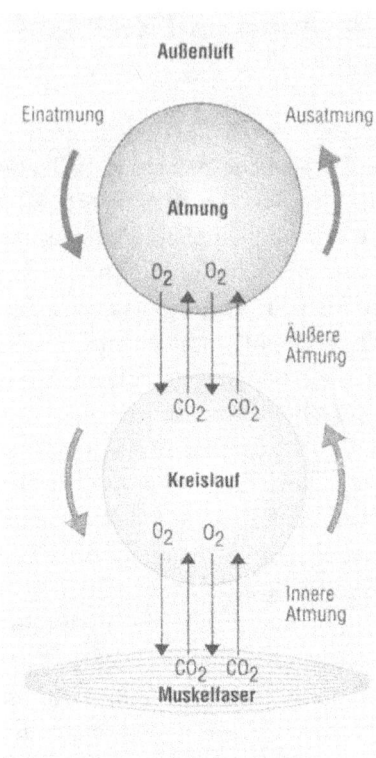

Abb. 5. Schematische Darstellung des Gastransports. Der Sauerstoff wird aus der Luft durch zwei aktive Transportsysteme (Atmung, Kreislauf) zur Muskulatur gebracht. Die jeweiligen Nahtstellen zwischen den beiden Transportsystemen bzw. dem Kreislauf und der Muskulatur sind durch Diffusion miteinander verbunden. Das abgeatmete Kohlendioxid durchläuft den Weg in umgekehrter Richtung.

zahl beim jungen gesunden Menschen auf ca. 200 pro Minute gesteigert werden. Mit zunehmendem Lebensalter werden allerdings so hohe Pulszahlen nicht mehr erreicht. Die Anpassung der Pulsschlagzahl geschieht über die Muskulatur (Abb. 6). In der Muskulatur existieren gewissermaßen Stoffwechselfühler, die beurteilen, ob der Muskel mehr oder weniger Sauerstoff benötigt. Steigt unter Belastung der Sauerstoffbedarf, wird von diesen Stoffwechselfühlern über die Nerven an das Kreislaufsystem der Impuls gegeben, die Schlagzahl des Herzens zu erhöhen. Dies geschieht über das unbewußte Nervensy-

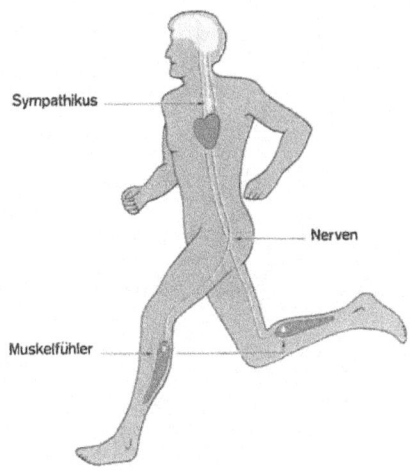

Abb. 6. Beispiel für die Anpassung der Herztätigkeit bei körperlicher Belastung. Der erhöhte Stoffwechselbedarf in der Muskulatur wird von Muskelfühlern wahrgenommen. Diese geben die Information über Nerven an die Kreislaufzentren im Gehirn weiter. Von dort wird über den Sympathikusnerv das Herz zu einer schnelleren Schlagfolge angeregt.

stem (*Sympathikus*). Auf diesem Wege wird die für eine bestimmte Belastung erforderliche Herzschlagzahl und damit Kreislaufleistung eingestellt.

Neben der Pumpleistung des Herzens ist noch eine zweite Größe entscheidend, der aufzubringende *Blutdruck*. Die Art und Weise, wie bei unterschiedlichen Belastungsformen der Blutdruck reagiert, entscheidet weitgehend über deren gesundheitlichen Wert. Auf die Herz-Kreislauf-Reaktionen unter Belastung nehmen sehr zahlreiche und unterschiedliche Faktoren Einfluß (Abb. 7). Wichtig hierfür ist vor allem das Verhältnis von Kraft zu Bewegung bei einer Belastung. Steht die Bewegung im Vordergrund, also die Verkürzung des Muskels, wie beim Laufen, steigt der Blutdruck kaum an. Das Herz pumpt zwar

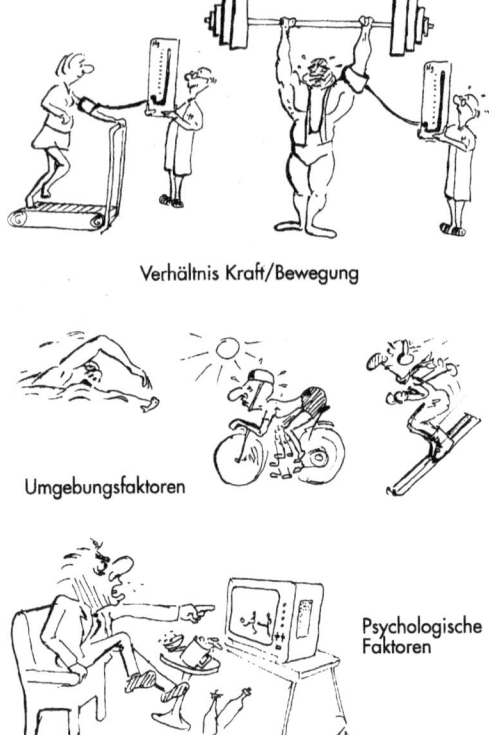

Abb. 7. Faktoren, die beim Sport Einfluß auf den Kreislauf nehmen.

mehr Blut, weil jedoch die Blutgefäße entsprechend weiter gestellt werden, muß dies nicht zu einer Blutdrucksteigerung führen.

Anders sieht dies aus bei Kraftbelastungen. Hierbei werden durch den Druck der Muskulatur die Blutgefäße eingeengt, der Widerstand in den Gefäßen kann nicht abfallen, der Blutdruck steigt an. Zu ganz besonders hohen Blutdrucksteigerungen kommt es immer dann, wenn maximal Kraft eingesetzt wird, beispielsweise beim

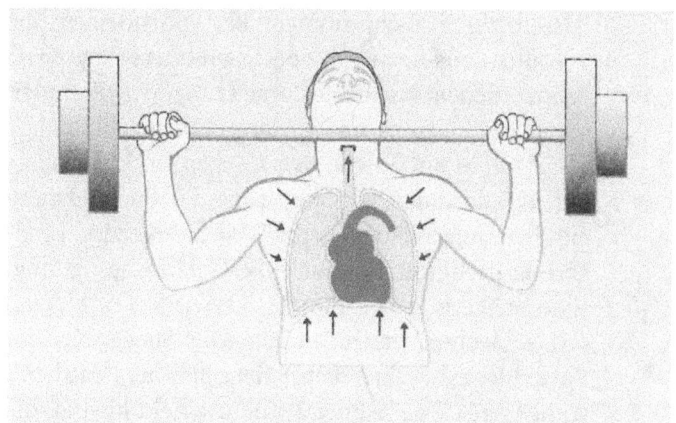

Abb. 8. Mechanismus des Preßdrucks bei maximaler Kraftbelastung. Der Druck im Brustraum wird durch die Ausatmungsmuskulatur (Zwerchfell, Zwischenrippenmuskulatur) erhöht, ein Druckausgleich mit der Außenluft kann durch die geschlossene Stimmritze nicht erfolgen. Auch das Herz und die großen Blutgefäße sind diesem hohen Druck ausgesetzt. Aus den außerhalb des Druckraums liegenden Venen kann das Blut wegen dieses hohen Drucks nicht in den Brustkorb abfließen und staut sich zurück.

Gewichtheben oder *Bodybuilding*. Hier kommt ein Reflex zum Tragen, der mit dem Begriff des *Preßdrucks* oder auch als *Valsava-Manöver* bezeichnet wird. Um den Brustkorb und die Wirbelsäule als Muskelansatz zu stabilisieren, wird der Druck im Brustraum sehr stark erhöht. Dieser hohe Druck überträgt sich auf das Blutgefäßsystem. Hierdurch entstehen Blutdruckspitzen von weit mehr als 300 mm Hg. Es liegt auf der Hand, daß solch hohe Blutdruckwerte bei vorbestehender Herz-Kreislauf-Erkrankung gefährlich werden können (Abb. 8).

Fassen wir also zusammen: Bei Sportformen, die vor allem aus Bewegung bestehen und wenig Kraft beanspruchen, steht die Steigerung der Pumpleistung des Herzens im Vordergrund, der Blutdruck steigt kaum an. Solche Belastungen sind besonders günstig, da durch die Steigerung der Pumpleistung ein Trainingseffekt eintritt. Weil die Blutdrucksteigerung gering ist, ist auch die Gefährdung gering. Eine Steigerung des Blutdrucks wird vom Herzen viel schlechter vertragen als eine Steigerung der Pulsschlagzahl. Umgekehrt sieht dies bei Kraftbelastungen aus. Hier ist der Trainingseffekt niedrig, die Gefährdung durch den erhöhten Blutdruckanstieg hoch. Besonders gefährlich wird dies dann, wenn Maximalkraft, also der Preßdruck, eingesetzt wird.

Viele Sportarten liegen in ihrer Kreislaufcharakteristik zwischen den beiden hier aufgezeichneten Extremen. So ist beispielsweise beim Radfahren der Krafteinsatz gegenüber dem Laufen leicht, beim Rudern deutlich erhöht. Entsprechend ist die Blutdrucksteigerung für das Radfahren mäßig, für das Rudern deutlich höher als beim Laufen, ohne die Werte bei einem reinen Krafttraining zu erreichen.

Neben dem Verhältnis von Kraft zu Bewegung haben auch noch andere Faktoren Einfluß auf das Kreislaufgeschehen. Dies sind insbesondere *Umgebungsfaktoren*. Besonders wichtig ist hier ein gesteigerter Umgebungsdruck, wie beispielsweise der Druck des Wassers beim *Schwimmen*, der den Blutdruck deutlich erhöht (s. Stichwort »Schwimmen«). Auch die *Temperatur* ist ein wichtiger Faktor. Sport in sehr warmer Umgebung bedeutet beispielsweise eine vermehrte Hautdurchblutung zur Abgabe der Muskelwärme. Dies bringt für den Kreislauf eine erhöhte Pumpleistung mit sich. Umgekehrt kommt es in kalter Umgebung zu einer Engstellung der Blutgefäße in der Haut, hierdurch steigt der Blutdruck an. Bei Herzpatienten können dann Beschwerden ausgelöst werden.

Nicht zuletzt sollte bei den Kreislaufreaktionen im Sport auch an die *psychische Reaktion* gedacht werden. Der Streß bzw. die Spannung im Wettkampf kann zu einem erheblichen Kreislaufreiz führen. Dies ist besonders bei einer vorbestehenden Herz-Kreislauf-Schädigung, etwa bei der Frage, ob ein Patient nach Herzinfarkt Tennis spielen darf, zu berücksichtigen.

Was ändert sich durch Training an Herz, Kreislauf und Stoffwechsel?

Durch körperliches Training kommt es zu Veränderungen, die sehr spezifisch von der Art des Trainings abhängig sind. Dies sollte auch bei der Durchführung von Sport aus gesundheitlicher Sicht Berücksichtigung finden. *Sport ist nicht gleich Sport*, auch die gesundheitlichen Risiken sind je nach Art und Durchführung des Sports sehr unterschiedlich.

Aus sportmedizinischer Sicht können bei den einzelnen Sportarten immer wieder auftauchende, sog. *motorische Grundbeanspruchungsformen* (Abb. 9) unterschieden werden, nämlich Muskelkraft, Beweglichkeit, Schnelligkeit, Koordinationsvermögen und Ausdauer.

Ein *Krafttraining* führt zu einer Verbesserung der Muskelkraft. Dies kann bei geeigneter Durchführung gesundheitlich positiv sein, etwa zum Ausgleich einer Muskelrückbildung nach einem Beinbruch, bei chronischen Erkrankungen des Bewegungsapparates, wie Gelenkrheumatismus etc. Bei den genannten Krankheiten wirkt sich auch eine Verbesserung der *Beweglichkeit* positiv aus. Durch eine Steigerung des *Koordinationsvermögens*,

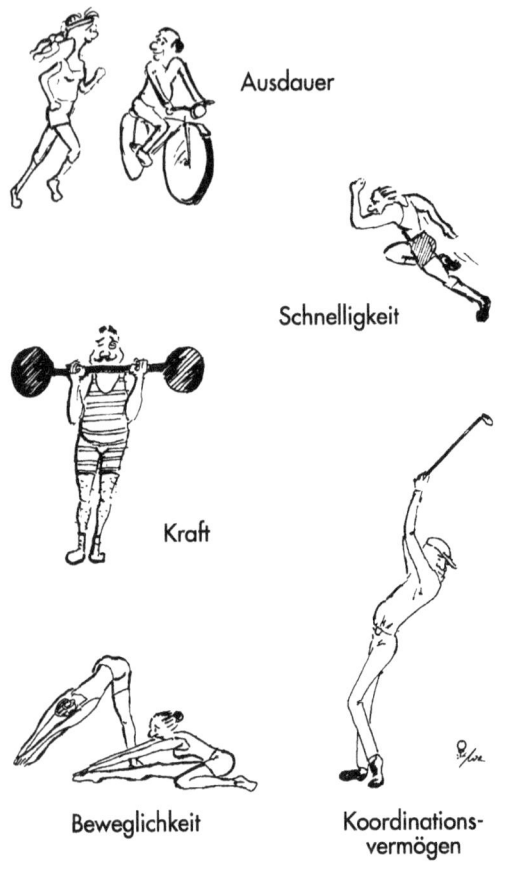

Abb. 9. Die motorischen Grundbeanspruchungsformen.

also der Bewegungstechnik, können bei eingeschränkter Leistungsfähigkeit, etwa bei einem Patienten nach Herzinfarkt, die vorhandenen Reserven geschickter ausgenutzt werden. Lediglich für *Schnelligkeitsbelastungen* läßt sich eigentlich kein gesundheitlich positiver Effekt erkennen. *Wer nicht ganz gesund ist, sollte sich beim Sport Zeit lassen!*

Von besonderer Bedeutung sind aus gesundheitlicher Sicht jedoch *Ausdauerbelastungen* und die dadurch erreichten Trainingswirkungen. Die Erkrankungen, die in den Industriestaaten die Sterblichkeit bestimmen, sind vor allem Erkrankungen des Herz-Kreislauf-Systems sowie Stoffwechselerkrankungen, die wiederum Risikofaktoren für die Herz-Kreislauf-Erkrankungen sind. Der Herzinfarkt ist meist die Folge von Risikofaktoren wie Übergewicht, Zuckerkrankheit, Bluthochdruck und Fettstoffwechselstörungen, die sämtlich mit dem Stoffwechsel in Verbindung stehen. Nur Ausdauerbelastungen führen zu einem Trainingseffekt im Bereich von Herz, Kreislauf und Stoffwechsel. Folgende *positive Auswirkungen* sind hier insbesondere zu nennen:

- Verbesserung der allgemeinen körperlichen Leistungsfähigkeit und vor allem der Leistungsfähigkeit des Herz-Kreislauf-Systems.
- Verminderung der Pulszahl in Ruhe und bei gleich intensiver körperlicher Belastung. Wenn das Herz die gleiche Arbeit mit weniger Pulsschlägen vollbringt, so bedeutet dies eine Verringerung seines Sauerstoffbedarfs. Das Herz-Kreislauf-System arbeitet somit ökonomischer. Ursache hierfür ist die oben beschriebene Steuerung des Kreislaufs über den Stoffwechsel in der Muskulatur (Abb. 6). Kommt es durch Training zu einer Verbesserung des Muskelstoffwechsels, so wird der Antrieb auf das Herz über die Nerven geringer ausfallen. Jeder, der mit einem Training anfängt, kann dies an sich selbst feststellen. Nach wenigen Wochen wird die Pulszahl bei gleicher Laufgeschwindigkeit und Laufstrecke deutlich niedriger liegen.
- Abnahme des Blutdrucks (s. Stichwort Bluthochdruck).

- Senkung eines erhöhten Körpergewichts (s. Stichwort Übergewicht).
- Senkung erhöhter Blutfettwerte (s. Stichwort Fettstoffwechselstörungen)
- Positive Auswirkungen auf einen erhöhten Blutzucker (s. Stichwort Zuckerkrankheit).

Die Tatsache, daß diese positiven Trainingseffekte vorwiegend durch Ausdauertraining erreicht werden, wird durch einen Blick auf die Befunde bei Leistungssportlern deutlich (siehe Abb. 10). Hier zeigen sich die größten Herzen mit der größten Leistungsfähigkeit in typischen Ausdauersportarten, wie Laufen, Radfahren, Schwimmen, Kanufahren und Rudern. Sportarten ohne Ausdauerkomponente, wie Turnen, Sprint, Gewichtheben, führen dagegen zu keinerlei Trainingswirkungen im Herz-Kreislauf-Bereich. Sportarten, die dazwischen liegen, wie der leichtathletische Mehrkampf oder Fußball, die auch einen Ausdaueranteil enthalten, aber nicht nur von Ausdauer bestimmt sind, haben einen mittleren Trainingseffekt.

Diese Ergebnisse zeigen, daß es offensichtlich nicht gleichgültig ist, welchen Sport man betreibt. Sie zeigen aber auch, daß nicht der Anstrengungsgrad für die Trainingswirkung entscheidend ist. Es ist für viele überraschend, daß z. B. bei Turnern, die jeden Tag mehrere Stunden trainieren und sich dabei erheblich quälen, oder bei Bodybuildern, die täglich viele Tonnen stemmen, zwar Beweglichkeit, Geschicklichkeit bzw. Muskelkraft ansteigen, nicht jedoch die Leistungsbreite des Kreislaufs.

- Nicht wer sich am meisten quält, hat am meisten vom Sport, sondern der, der ihn vernünftig betreibt!

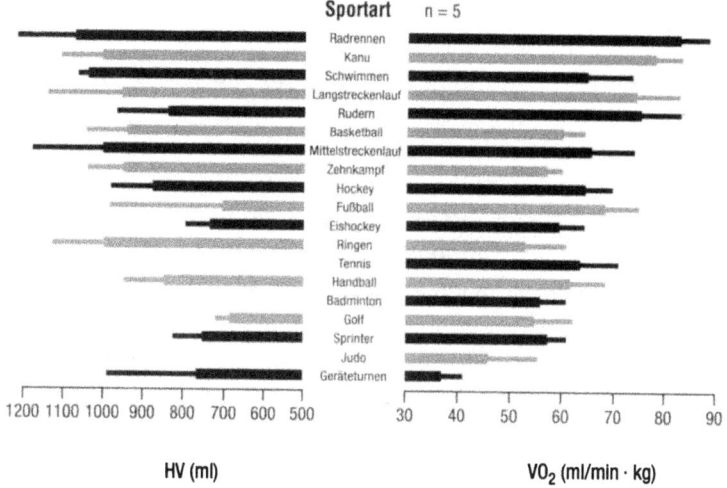

Abb. 10. Beziehung zwischen Herzgröße und Kreislaufleistungsfähigkeit in Abhängigkeit vom Trainingszustand. Zugrunde liegen die Werte der jeweils fünf besten Athleten einer Sportart, die am Institut für Kreislaufforschung und Sportmedizin der Deutschen Sporthochschule untersucht wurden. Die Herzgröße wurde als Herzvolumen *(HV)* links aufgetragen, die Kreislaufleistungsfähigkeit als gewichtsbezogene maximale Sauerstoffaufnahme *(VO$_2$)* rechts wiedergegeben.

Voraussetzungen für die Trainingswirksamkeit

Wie hoch soll man sich belasten?

Die Belastung muß intensiv genug sein. Sie sollte etwa zwischen 50 und 80 % der maximalen Leistungsfähigkeit erreichen (s. Abb. 4), am besten zu erkennen an einer Pulsschlagzahl von 180 minus Lebensalter. Beim Golfspielen, Wandern oder Spazierengehen wird diese Intensität nicht erzielt, somit tritt auch kein Trainingseffekt ein. Trotzdem sind solche Sportarten nicht gesundheitlich nutzlos, da der Stoffwechsel aktiviert und Kalorien verbrannt werden. Trainingswirkungen auf den Stoffwechsel und die dadurch bedingte Verminderung der Risikofaktoren werden also auch durch solche Sportarten bzw. Bewegungsformen erreicht. Nur die allgemeine und speziell die Kreislauf-Leistungsfähigkeit steigt nicht an.

Wie lange soll man Sport treiben?

Die Belastung muß lang genug durchgehalten werden. Alle Belastungen, die kürzer als 5–10 Minuten erfolgen, sind nicht trainingswirksam, da sie Kreislauf und Stoffwechsel nicht lange genug aktivieren. Ein 100-m-Lauf oder eine Kraftbelastung wird somit nicht trainingswirksam sein. Dies gilt auch für wiederholte Belastungen dieser Art. Auch Tennis und Volleyball führen zu keinen größeren Trainingseffekten, selbst dann, wenn sie über zwei Stunden betrieben werden, da sie aus kurzen Einzelbelastungen bestehen. Die optimale Dauer von Ausdauerbelastungen liegt bei 20–30 Minuten. Erst dann kommt die Fettverbrennung richtig in Gang.

Reicht Fingerhakeln aus?

Die Belastung sollte eine möglichst große Menge an Körpermuskulatur beanspruchen. Je größer die Muskelanteile, die eingesetzt werden, um so stärker ist die Kreislaufbelastung. Laufen ist beispielsweise stärker trainingswirksam als Radfahren, da beim Laufen im Gegensatz zum Radfahren die Arme mitschwingen. Skilanglauf ist noch besser als Laufen, da gleichzeitig die Arme durch den Stockeinsatz zur Vorwärtsbewegung beitragen.

Wie oft sollte man Sport treiben?

Die Belastung sollte hinreichend oft wiederholt werden. Um Trainingswirkungen zu erzielen, sind zu Beginn mindestens drei Trainingseinheiten pro Woche erforderlich. Aus gesundheitlicher Sicht wäre es optimal, 4- bis

5mal pro Woche zu trainieren. Allerdings sollte man zu Beginn zwischen zwei Trainingseinheiten jeweils mindestens einen Tag Pause lassen, da sonst Muskeln, Sehnen und Gelenke überfordert werden. Hat man weniger Zeit, so kann man dann, wenn man ein gewisses Ausmaß an Leistungsfähigkeit erreicht hat, dieses durch zwei Trainingseinheiten pro Woche stabilisieren. Aus gesundheitlicher Sicht sind die körperlichen Aktivitäten mitzurechnen, die das tägliche Leben mit sich bringt – wenn man sie wahrnimmt! Wer möglichst viel mit dem Fahrrad fährt und das Auto stehen läßt, die Treppen steigt und auf Aufzüge verzichtet etc., der hat mit 3mal wöchentlich Sport sein Optimum erreicht.

Das Sportherz

Zu Beginn eines Trainings werden zunächst nur die Funktionen des Körpers verändert, d. h. die Leistungsfähigkeit steigt, die Pulszahl und der Blutdruck sinken für die gleiche Belastung. Zu einer Anpassung der Kreislauforgane kommt es erst bei einem intensiven Training, das schon in den leistungssportlichen Bereich geht. Typisches Beispiel für diese Anpassung der Kreislauforgane ist das *Sportherz*, das hier kurz beschrieben werden soll. Es steht jedoch nur als ein Teil der Gesamtanpassung des Kreislaufs, da es wenig Sinn hat, wenn sich nur das Herz vergrößert, ohne daß auch die anderen Kreislauforgane an Größe und Leistungsfähigkeit zunehmen.

Das Sportherz wird oft als krankhaft angesehen, da der Arzt normalerweise vergrößerte Herzen dann sieht, wenn sich das Herz infolge einer Krankheit, beispielsweise bei einem erhöhten Blutdruck oder einem Herzfehler, anpassen muß. Beim Sportherzen erfolgt die Anpassung jedoch an einen erhöhten Leistungsbedarf. Das Herz ist im Prinzip ein Muskel, der sich im gleichen Sinne vergrößert wie der Bizeps des Gewichthebers, ein Vorgang, den niemand als krankhaft ansehen wird. Gleichzeitig kommt es mit der Herzvergrößerung zu einer Änderung der Funktion. Das große Herz braucht weniger Schläge, um die gleiche Blutmenge zu transportieren, die Herzschlagzahl vermindert sich. Hochtrainierte Ausdauersportler haben in Ruhe Herzschlagzahlen zwischen 40 und 50 pro Minute.

Wenn der Sportler mit dem Training aufhört, bilden sich die beschriebenen Veränderungen wieder zurück. Im Laufe dieser Rückbildung kann es zu nervösen Störungen kommen, schon allein deshalb, weil dem Sportler die jahrelange Bewegung fehlt und er sich einfach nicht mehr wohlfühlt. Interessant ist in diesem Zusammenhang, daß neuerdings Hormone im Gehirn gefunden wurden, die das Wohlbefinden z. B. des Läufers während des Laufens erklären, die sog. *Endorphine*. Dieses Wohlbefinden kann so weit gehen, daß das Laufen fast zur Sucht wird. Wenn der Läufer dann mit dem Ausdauersport aufhört, fehlen ihm diese Hormone, und es kommt zu Entzugserscheinungen. Auch hier ist aber eine gesundheitliche Gefährdung nicht gegeben. Man wird dem Athleten raten, seinen Sport langsam abzubauen und sich auf jeden Fall ein gewisses Maß an breitensportlicher Aktivität zu erhalten, um diese Umstellungsschwierigkeiten zu vermeiden. Aber auch wenn ein Ausdauersportler plötzlich mit dem Sport aufhören muß, etwa nach einem Beinbruch, entsteht auf gar keinen Fall eine Gefährdung durch das jetzt fehlende Training, etwa die Gefahr eines Herzinfarkts, wie dies oft fälschlicherweise angenommen wird.

3 Wie gefährlich ist Sport, und was kann man dagegen tun?

Sport ist – wer wüßte dies nicht – keineswegs nur mit positiven Auswirkungen verbunden. Mancher, der durch Sport gesund werden will, erreicht das Gegenteil. Die Frage, ob Sport gesund ist oder nicht, wird wohl ein ewiges Stammtischthema bleiben. Dabei ist es ja eigentlich ganz einfach: Wie bei jedem Medikament kommt es auch bei der Droge Sport auf die Dosis an. Dies hat schon der mittelalterliche Arzt Paracelsus treffend formuliert: Während Heilmittel in zu geringen Mengen nichts nützen, kann in unvernünftig großen Mengen alles zum Gift werden, selbst mit Wasser kann man sich notfalls umbringen. Dies gilt auch für den Sport: Während zu schwache Reize ohne Trainingswirkungen bleiben und Reize im optimalen Trainingsbereich zu gesundheitlich positiven Anpassungen führen, entstehen als Ergebnisse von übertriebenen Reizen Überlastungen und Verletzungen. Diese sind dann das Resultat eines unvernünftig betriebenen Sports.

Die Schwachstelle des Menschen ist im allgemeinen der Bewegungsapparat. Die lebenswichtigen inneren Organe, ganz besonders das Herz-Kreislauf-System, haben soviel Reserven, daß sie, sofern sie gesund sind, auch durch noch so extreme Belastungen nicht zum Versagen gebracht werden können. Vorher wird stets der Bewegungsapparat streiken. Zu Zwischenfällen von seiten der inneren Organe, speziell des Herz-Kreislauf-Systems, kommt es nur dann, wenn diese vorgeschädigt sind, oder unter besonderen Bedingungen wie Doping, Hitzeschädigungen oder bei bestehenden Erkrankungen.

Überlastungen können bei akuter und heftiger Gewalteinwirkung zu *Verletzungen* der verschiedensten Art führen. Geringergradige, wiederholte Schädigungen können sich zu *Überlastungsschädigungen* aufaddieren, wie beispielsweise zum Joggerknöchel, Sprinterknie, Golfer- oder Tennisellenbogen, der Schwimmerschulter etc. Um solche Verletzungen weitgehend zu vermeiden, sollten folgende Grundregeln berücksichtigt werden:

Verhinderung von Sportverletzungen und Überlastungsschäden

Auswahl der Sportart

Das Verletzungsrisiko beginnt selbstverständlich mit der Auswahl der Sportart. Beim alpinen Skifahren, ganz besonders aber auch bei Mannschaftsspielen, wie Fußball, Handball, neuerdings aber auch Volleyball und Basketball, sind Verletzungen gewissermaßen vorprogrammiert. Ein gewisses Verletzungsrisiko nimmt jeder, der solche Sportarten treibt, in Kauf. Er sollte sich dabei aber stets vor Augen halten, daß er seine persönliche Sicherheit und Gesundheit, ganz besonders aber auch die des Gegners und Mitspielers, vor den sportlichen Erfolg setzen muß.

Berücksichtigung der individuellen Fähigkeiten

Die Auswahl des Sportart und besonders ihre Durchführung sollte jeweils vom individuellen Können bestimmt werden. Viele Sportverletzungen entstehen durch unkritische Überschätzung der eigenen Möglichkeiten, z. B. beim Skifahren oder auch bei Mannschaftsspielen, in denen technische Unzulänglichkeiten oft durch unkontrollierten Körpereinsatz ausgeglichen werden.

Aufwärmen und Abkühlen

Jeder Trainingseinheit und jedem Sportspiel sollte eine Aufwärmphase vorausgehen und eine Abkühlphase folgen. Die Elastizität der Muskulatur und ganz besonders der Sehnen hängt von einer ausreichenden Temperatur ab. Durch das »Aufwärmen« (Abb. 11) werden Muskeln und Sehnen stärker durchblutet, die Temperatur

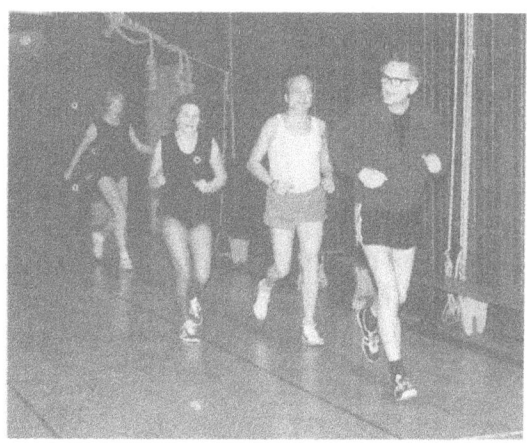

Abb. 11. Aufwärmen vor dem Sport durch Laufen.

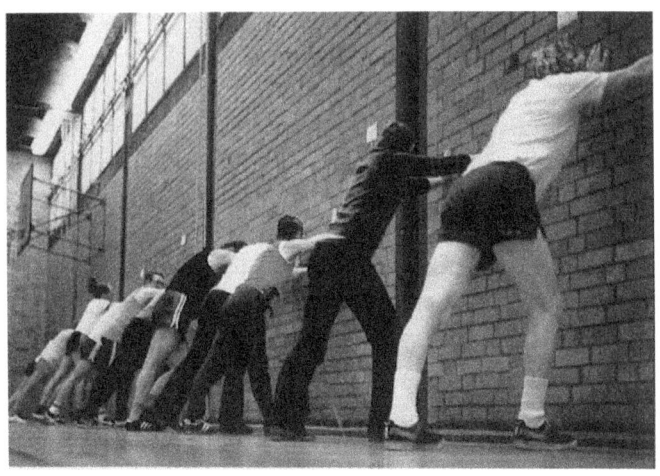

Abb. 12. Dehnungsübungen nach sportlicher Betätigung.

steigt, die Geschmeidigkeit erhöht sich. Fehlendes Aufwärmen ist oft die Ursache für Verletzungen bis hin zu Muskelfaserrissen. Zum Aufwärmen werden über 10–15 Minuten je nach Sportart unterschiedlich gestaltete Gymnastikübungen ausgeführt. Das Abkühlen nach der Belastung erfolgt durch Dehnung der Muskulatur, neuerdings als »Stretching« (Abb. 12) bezeichnet, sowie durch langsames Auslaufen. Es wäre falsch, sich auch nach noch so anstrengendem Sport einfach »platt« hinfallen zu lassen. Wer ausläuft, hält damit Stoffwechsel und Kreislauf in Gang, die Schlackenstoffe in der Muskulatur werden rascher beseitigt, eventuell »verschlissene« Strukturen rascher wieder aufgebaut. Der Sportmediziner spricht von »aktiver Erholung«.

Gezielter Trainingsaufbau

Ebenso wie vor jeder Trainingseinheit eine Aufwärmphase durchgeführt werden sollte, sollte auch vor einer Saison ein gezieltes Aufbautraining erfolgen. Dies ist für jeden Leistungssportler in der Vorbereitungsphase für eine Wettkampfsaison selbstverständlich, auch wer einen Skiurlaub oder eine andere sportliche Aktivität plant, sollte sich entsprechend vorbereiten. Die meisten Verletzungen geschehen zu Beginn einer Saison oder eines Urlaubs aufgrund ungenügender Vorbereitung sowie gegen Ende des Urlaubs bzw. einer Saison aufgrund eintretender Überforderungen. Man kann dies verhindern, wenn man mit einer guten Grundkondition – z. B. durch Skigymnastik – den Urlaub oder die Saison beginnt. Eine solche Grundkondition reicht dann auch bis zum Ende des Urlaubs oder der Saison aus!

Geeignete Ausrüstung

Besonderer Wert ist auf die Auswahl der geeigneten Ausrüstung zu legen. Viele Beinbeschwerden bei Joggern könnten durch gute Schuhe verhindert werden. Die meisten Tennisellenbogen sind auf Schläger zurückzuführen, die der Technik und der Spielstärke des Sportlers nicht angepaßt sind. Gleiches gilt hinsichtlich der Ausrüstung für Skiunfälle. Ganz besonders wichtig ist die Ausrüstung dann, wenn sie als Schutzkleidung in verletzungsanfälligen Sportarten dient, wie beispielsweise der Schutzhelm bei Radfahrern, der Augenschutz bei Eishockeyspielern etc.

Sportvorsorgeuntersuchung

Vor allem im Leistungssport ist heute Gesundheit absolute Voraussetzung. Viele Sportverletzungen und Überforderungserscheinungen ergeben sich als Folge einer relativen Überbelastung bei bestehenden Fehlstellungen etwa der Gelenke oder anderen Anomalien im Bewegungsapparat. Wer Leistungssport betreibt, sollte daher auf jeden Fall eine Sportvorsorgeuntersuchung durchführen lassen, ebenso derjenige, der sich seiner Gesundheit nicht mehr ganz sicher sein kann, insbesondere älter werdende Menschen oder solche, bei denen Beschwerden und/oder Risikofaktoren vorliegen.

Wie bereits oben erwähnt, treten Zwischenfälle im Bereich der inneren Organe in der Regel nur bei vorbestehenden Erkrankungen auf, die den Betroffenen häufig nicht einmal bekannt sind. Der schwerste Zwischenfall dieser Art ist der nicht unfallbedingte *plötzliche Todesfall im Sport*. Da heute immer mehr ältere Menschen Sport treiben, um sich gesund und leistungsfähig zu erhalten, Krankheiten vorzubeugen oder Krankheiten zu behandeln, erhöht sich automatisch das Risiko, daß durch Vorerkrankungen Zwischenfälle ausgelöst werden können. Bei jungen Menschen mit gesunden Organen sind solche Zwischenfälle überaus selten. Sie betreffen vor allem Männer im mittleren und höheren Lebensalter, ganz besonders dann, wenn zusätzliche Risikofaktoren bestehen, wie Zigarettenrauchen, Hochdruck oder erhöhte Blutfettwerte (siehe Kap. 6). Diese Risikofaktoren führen dann häufig zu Durchblutungsstörungen, ganz besonders der Blutgefäße, die das Herz selbst mit Blut versorgen, der Herzkranzgefäße. Der plötzliche *Herzinfarkt* oder *Herztod* beim Sport kann manchmal die erste Erscheinung solcher Durchblutungsstörungen sein. Frauen sind weniger häufig betroffen, weil der Herzin-

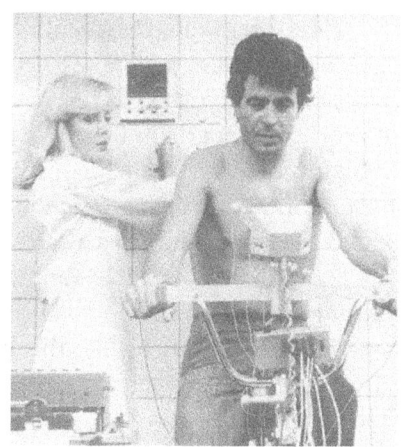

Abb. 13. Das Belastungs-EKG auf dem Fahrradergometer hilft bei der Diagnose von Herz- und Kreislauferkrankungen.

farkt bei ihnen generell viel seltener vorkommt als bei Männern.

Derartige Zwischenfälle können auch dadurch nicht verhindert werden, daß nur »vernünftige Sportarten« betrieben werden, wie Joggen, Radfahren oder Schwimmen. In den vorliegenden Statistiken treten Todesfälle besonders häufig in Sportarten auf, die keineswegs als besonders gefährlich angesehen werden, wie Kegeln, Golf, Joggen oder Tennis. Gemeinsam ist diesen Sportarten, daß sie vor allem auch von Menschen im mittleren und höheren Lebensalter betrieben werden, oft gerade deshalb, um sich gesund zu erhalten.

Wenn also ein erhöhtes Risiko besteht, sollte eine gründliche *Sportvorsorgeuntersuchung* erfolgen. Die Durchblutungsstörungen des Herzens können durch eine einfache körperliche Untersuchung oft nicht erkannt werden. Selbst eine Herzstromkurve, ein EKG, in Ruhe reicht meistens nicht aus. Bei Menschen mit erhöhtem Risiko, ganz besonders bei Männern ab dem 35. Lebensjahr, sollte daher in regelmäßigen Abständen ein *Belastungs-EKG* durchgeführt werden (Abb. 13).

Herz-Kreislauf-Zwischenfälle bei jüngeren Menschen haben meist andere Ursachen, beispielsweise ein vorbestehender, vorher nicht erkannter Herzfehler oder eine vorher nicht erkannte *Entzündung des Herzmuskels* (Myokarditis). Auf keinen Fall sollte man daher intensiv Sport treiben, wenn man sich nicht wohl fühlt, ganz besonders dann, wenn fieberhafte Infektionen vorliegen oder wenn vorher nicht bekannte *Störungen im Herzrhythmus* auftreten. Dann sollte man mit dem Sport so lange warten, bis das Fieber abgeklungen ist. Wenn unklare Krankheitszeichen fortbestehen, sollte man den Arzt fragen!

Kenntnis der wichtigsten Erste-Hilfe-Maßnahmen

Zahlreiche Verletzungen und Zwischenfälle im Sport wären in ihren Folgen halb so dramatisch, wenn sofort und richtig reagiert würde. In den meisten Fällen ist leider kein Arzt oder Sanitäter zur Stelle. Oft herrscht »im Falle eines Falles« absolute Hilflosigkeit. Jeder, der Sport treibt, sollte daher für sich und andere die Grundregeln der Ersten Hilfe verstehen und anwenden können.

Für *Verletzungen* ist dies insbesondere die Verhinderung von unnötigen Schwellen durch die Maßnahmen die durch das Wort PECH zusammengefaßt werden können, wenn man Pech gehabt hat, nämlich:

P für Pause, also Ruhigstellung;
E für Eis, also Kühlung, sei dies durch Eis, Kältepackungen oder kaltes Wasser;
C für Compression, also Druckverband;
H für Hochlagerung des verletzten Körperteils, um die Blutzufuhr zu vermindern.

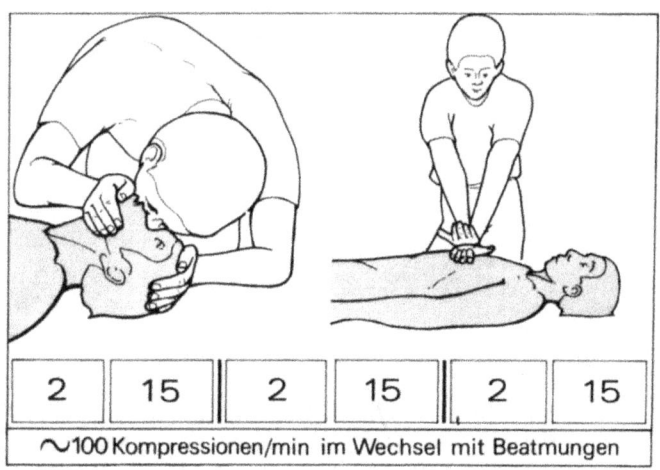

Abb. 14. Wiederbelebung: Mund-zu-Nase-Beatmung (links) und Herzdruckmassage (rechts).

Dies ist natürlich nur der wichtigste Hinweis. Ein komplettes Erste-Hilfe-Lexikon kann hier nicht gegeben werden. Wann haben Sie Ihr Wissen zuletzt aufgefrischt? Ist es nicht höchste Zeit, wieder einmal einen Kurs zu besuchen? Und wie ist es mit dem Erste-Hilfe-Kasten im Auto, der ja auch bei Sportverletzungen dienlich sein kann? Sollten Sie ihn nicht mal wieder überprüfen? Eines sollten Sie aber auf jeden Fall können: Erste-Hilfe-Maßnahmen bei einem Herz-Kreislauf- und Atemstillstand, die Herzmassage und die Atemspende. Davon kann das Leben eines Menschen abhängen (s. Abb. 14).

4 Sport ist für alle da

Die Diskussion um den gesundheitlichen Wert des Sports orientiert sich überwiegend an dem »wichtigsten Mitglied« unserer Gesellschaft, dem eigentlichen »Leistungsträger«, dem Mann in den mittleren Lebensjahren. Er ist in besonderer Art und Weise vom Herzinfarkt bedroht. Er verursacht die größten Kosten, wenn er krank wird und vorzeitig Rente benötigt. Aus diesem Grund wird als besonders gesund im allgemeinen die Ausdauerbelastung, das Joggen, hervorgehoben. Dies führt dazu, daß gewissermaßen alle zum Zwangsjoggen verpflichtet werden, vom Kind bis zur Großmutter! Die Bewegungsbedürfnisse, die aus Freude am Sport oder im Interesse der Gesundheitserhaltung entstehen, stellen sich für einzelne Lebensabschnitte und für beide Geschlechter aber sehr unterschiedlich dar. Zwar gibt es keine rein »männliche« oder rein »weibliche« Sportart, keine typischen Alters- oder Kindersportarten. Trotzdem lassen sich für bestimmte Lebensphasen bestimmte Schwerpunkte herausarbeiten.

Wann sollte man wie mit dem Sport anfangen?

Kinder und Jugendliche

Kinder sind in ihren Entscheidungen wesentlich stärker von ihrer Umgebung abhängig als Erwachsene. Die Frage, ob ein Kind sich eine bestimmte Sportart auswählt und wie intensiv es diese ausübt, kann für den weiteren Lebensweg aus gesundheitlicher, ja selbst aus beruflicher Sicht entscheidend werden. Aus diesem Grund stellen sich viele verantwortungsbewußte Eltern die Frage, welche Sportart ihr Kind betreiben sollte. Ist es zulässig, daß ein Kind in den Leistungssport einsteigt? Entstehen hierdurch nicht möglicherweise unverantwortliche gesundheitliche Schädigungen? Wie belastbar sind Kinder? Welche Sportarten sind für sie ideal? Sollten sie schon im Grundschulalter mit dem Joggen beginnen, um rechtzeitig dem Herzinfarkt davonzulaufen, wie dies gelegentlich ideologische Langläufer empfehlen? Diese und ähnliche Fragen werden häufig von besorgten Eltern dem Sportarzt gestellt.

Bei der Beantwortung dieser Fragen muß zunächst unterstrichen werden, daß Kinder keineswegs verkleinerte Abbilder von Erwachsenen sind. Die körperlichen Fähigkeiten, die Bewegungsbedürfnisse und auch die gesundheitlichen Risiken unterscheiden sich beim Kind erheblich von denen seiner Eltern. Hiernach sollte sich auch der Sport richten. Andererseits sollte aber auch nicht vergessen werden, daß aus Kindern Erwachsene werden und der Sport aus gesundheitlichen Gründen von vornherein so gewählt werden sollte, daß er auch im späteren Leben Nutzen bringt. Es ist also nicht sinnvoll, Kindern monoman Ausdauerbelastungen zu empfehlen, wo doch bei ihnen aktuell keinerlei Gefahr für einen Herzinfarkt

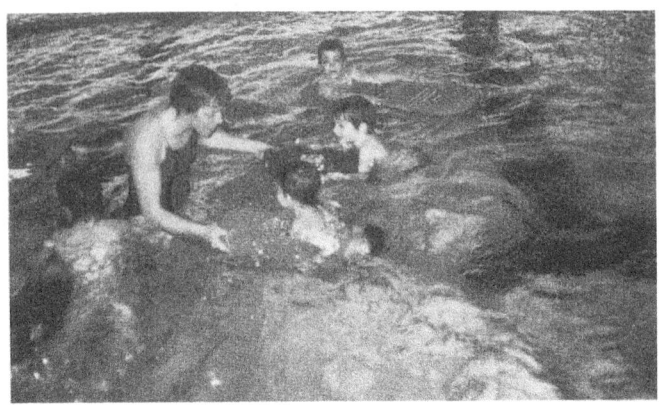

Abb. 15. Kinder haben viel Spaß beim Schwimmenlernen.

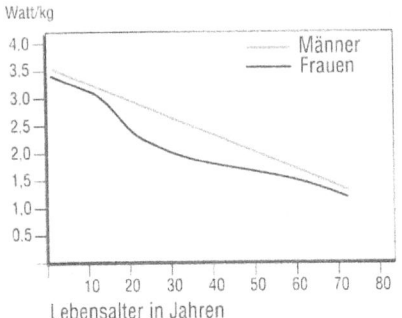

Abb. 16. Gewichtsbezogene Leistungsfähigkeit in Abhängigkeit vom Lebensalter. Kinder haben eine Leistungsfähigkeit, die relativ über derjenigen von Erwachsenen liegt (3,3 Watt/kg Körpergewicht). Beim männlichen Geschlecht nimmt die Leistungsfähigkeit linear mit dem Lebensalter ab, sie liegt im Alter von 20–30 Jahren bei 3 Watt/kg und vermindert sich dann weiter um ca. 1 % pro Lebensjahr. Mädchen vor der Pubertät weisen eine nur geringfügig niedrigere gewichtsbezogene Leistungsfähigkeit als Jungen auf, sie vermindert sich mit der Pubertät auf 2,5 Watt/kg.

besteht. Auf der anderen Seite sollten sie aber auch schon in der Kindheit die Ausdauerbelastung als Sportform kennen und möglicherweise lieben lernen (Abb. 15).

Grundsätzlich werden sich Kinder und Jugendliche ihren Sport aus ganz anderen Interessen auswählen als Erwachsene. Bei ihnen steht der Erlebniswert des Sports, besonders sein gruppenbildender Effekt, ganz im Vordergrund. Der gesundheitliche Gedanke, der oft die Sportauswahl im mittleren und höheren Lebensalter bestimmt, spielt für das Kind und den Jugendlichen so gut wie keine Rolle.

Wenn man sich die Motorik von Kindern betrachtet, so sind ihre Leistungen keineswegs schlechter als die Erwachsener, wie dies häufig gemeint wird. Die *Leistungsfähigkeit des Kindes* ist zwar absolut niedriger als die Erwachsener, einfach deshalb, weil es kleiner ist. Betrachtet man die Leistungsfähigkeit jedoch gewichtsbezogen, so schneiden Kinder deutlich besser ab als ihre Eltern (Abb. 16). Die Ursache hierfür ist einmal die Tatsache, daß Kinder kleiner sind. Kleine Wesen sind grundsätzlich leistungsfähiger als große. Eine Maus, auf die Größe eines Elefanten aufgeblasen, würde eine ganze Elefantenherde in die Flucht schlagen! Hinzu kommt, daß Kinder grundsätzlich nicht untrainiert sind, im Gegensatz zu Erwachsenen. Bewegung liegt für den Erwachsenen in unserer Gesellschaft außerhalb seiner Norm. Für Kinder ist Bewegung dagegen der Normalzustand. Ruhig sitzen fällt ihnen schwer. Aus diesem Grund ist es auch für chronisch kranke Kinder, z. B. mit Asthma, Zuckerkrankheit oder Herzfehlern, so wichtig, am Sport teilzunehmen, da sie sonst aus der Welt ihrer Altersgenossen ausgeschlossen sind.

Auch in den verschiedenen motorischen Bereichen gibt es sehr große Unterschiede zwischen Kindern und Erwachsenen. Während Kinder zwar eine relativ höhere

Gesamtleistungsfähigkeit als Erwachsene haben, sind sie in Teilbereichen deutlich schlechter, in anderen wiederum deutlich besser. Schlechter ist die Leistungsfähigkeit der Kinder ganz besonders im Bereich von *Schnelligkeit* und *Kraft*. Kinder sind nicht in der Lage, so viel Milchsäure zu bilden, also sich so stark zu übersäuern, wie Erwachsene. Die Muskelentwicklung setzt erst mit der Pubertät voll ein, da hierzu die Geschlechtshormone, ganz besonders das männliche Geschlechtshormon Testosteron, erforderlich sind. Es wäre daher falsch, mit Kindern ein ausgeprägtes Schnelligkeits- und Krafttraining durchzuführen. Hierbei könnte es wegen der noch nicht ausreichend entwickelten Muskulatur zu Überlastungen des Knochenapparates, ganz speziell der Wirbelsäule, kommen. Wesentlich größer als bei Erwachsenen sind dagegen die Fähigkeiten der Kinder in den Bereichen *Beweglichkeit* und *Koordinationsvermögen*. Besonders die Lernfähigkeit für neue Bewegungsformen, etwa beim Skilaufen, Tennis oder Turnen, entmutigt Ältere immer wieder! Hier gilt häufig: Was Hänschen nicht lernt, lernt Hans nimmermehr!

Empfehlungen für vernünftigen Sport im Kindes- und Jugendalter

Prinzipiell sollte man die hohe Lernfähigkeit des Kindes ausnutzen. Kindern sollten möglichst viele Sportarten angeboten werden, damit sie zahlreiche Bewegungsabläufe erlernen und sich dann daraus diejenige Sportform aussuchen können, die ihren Neigungen und ihrer Begabung am meisten entspricht. Es ist nicht gut, allzu früh mit speziellen Leistungssportarten zu beginnen! Das Angebot im Schulsport sollte möglichst vielfältig sein.

Aus gesundheitlicher Sicht nützt es nichts, Kinder in Hinblick auf das Risiko für Herz-Kreislauf- und Stoffwechselerkrankungen im höheren Lebensalter bereits frühzeitig auf Ausdauersportarten hinzulenken. Kinder sind eher durch Fehlhaltung infolge des langen Sitzens in der Grundschule oder von Fernsehgeräten gesundheitlich bedroht. Aus der Unterentwicklung der Haltemuskulatur entstehen Wirbelsäulenverbiegungen mit der Folge der später so häufigen Bandscheibenschädigung. Die Muskelentwicklung durch möglichst vielfältige gymnastische Übungen, die auch in Spielformen eingebracht werden können, ist daher äußerst wichtig. Kinder sollten auch die Ausdauerbelastung durch gelegentliche Langläufe kennenlernen, sie sollten diese aber nicht systematisch trainieren, falls sie nicht in dieser Richtung besondere Neigungen zeigen. Psychologisch tendieren die meisten Kinder eher zu spielerischen und intervallartigen Belastungsformen (Abb. 17). Ausgeprägte Kraftbelastungen sollten unterbleiben. Soweit Kraftübungen durchgeführt werden, sollten sie die Wirbelsäule schonen.

Letztlich steht dem Kind das ganze breite Feld des Sports offen. Bei der Auswahl der favorisierten Sportart sollte jedoch beachtet werden, daß diese möglichst ein Leben lang durchgeführt werden kann (»Life-time-Sportart«). Mannschaftssportarten wie Handball oder Basketball, die später nicht von einer »Thekenmannschaft« betrieben werden, oder Kampfsportarten wie Judo oder Fechten, enden mit der aktiven Sportlerlaufbahn. Typische Life-time-Sportarten sind dagegen Langlauf, Schwimmen, Eislauf, Tennis, Skilauf etc.

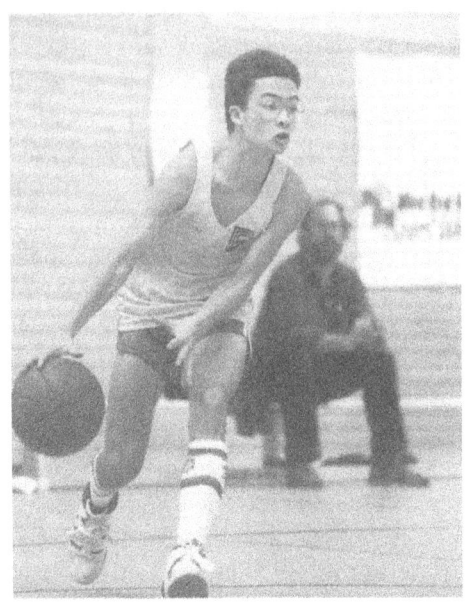

Abb. 17. Jugendlicher Basketballer in Aktion.

Leistungssport im Kindesalter

Dieses Thema wird immer besonders emotional und wenig sachlich diskutiert. Der Grund hierfür ist einerseits, daß Kinder in besonderem Maße die Schutzinstinkte des Erwachsenen ansprechen. Andererseits erfordert der Hochleistungssport ganz besonders in einzelnen Sportarten, wie Turnen, Eiskunstlauf, Schwimmen etc., eine zunehmende Vorverlagerung des Trainings und Wettkampfalters vor die Pubertät, fast bis in den Kindergartenbereich hinein! Die Diskussion hierüber ist merkwürdig gespalten. Die gleiche Öffentlichkeit, die sich mit Medaillen identifiziert und diese vom Leistungssport fordert, empört sich darüber, daß die Voraussetzungen hierzu – wie gesagt, keineswegs in allen Sportarten – bereits im Kindesalter gelegt werden müssen. Die Argumente, die hierfür gebracht werden, betreffen häufig eine vermeintliche, größere Gefährdung des Kindes durch Hochleistungssport oder die Unterstellung einer Manipulierung von Kindern und Jugendliche durch überehrgeizige Eltern oder skrupellose Trainer.

Wenn auch, wie in vielen anderen Bereichen des Hochleistungssports und des täglichen Lebens, im Einzelfall solche Fehlentwicklungen nicht auszuschließen sind, so muß man hierzu doch feststellen, daß viele dieser Argumente nicht zutreffen. Kinder sind keineswegs gesundheitlich beim Sport gefährdeter als Erwachsene. Eventuelle Schäden durch den Hochleistungssport betreffen ältere Menschen möglicherweise sogar wesentlich deutlicher, da Kinder im Vergleich zu Erwachsenen im allgemeinen gesünder und in Teilbereichen sogar leistungsfähiger sind. Bei Kindern und Jugendlichen treten allerdings spezielle Überlastungsschäden und Verletzungen auf. Diese sind zum Teil durch die Tatsache des Wachstums bedingt. Bei einseitig belastenden Sportarten, etwa im Tennis, kann es zu Asymmetrien kommen, beispielsweise zu einer ausgeprägten Verdickung des Schlagarmes mit der Folge einer dadurch bedingten Seitwärtsverkrümmung der Wirbelsäule. Solchen Fehlentwicklungen kann man allerdings dadurch vorbeugen, daß man Kinder von vornherein seitengleich belastet, also etwa Tennis mit beiden Händen spielen läßt. Dies trägt auch zum Bewegungsgefühl bei. Dieses Beispiel zeigt, daß es weniger der Sport an sich ist, als der falsch durchgeführte Sport, der zu Schädigungen führt.

Ein anderer Bereich, in dem Kinder anders reagieren als Erwachsene, betrifft Verletzungen. Kinder haben wesentlich biegsamere Knochen. Es kommt daher seltener zu Knochenbrüchen, sondern eher zu Ausrissen dort, wo die Sehnen ansetzen. Schwachstellen des Knochens beim Kind sind die Stellen, an denen das Knochenwachstum eintritt, die sog. Wachstumsfugen, die aus Knorpel bestehen. Hier sieht man bei Kindern Verletzungen, die bei Erwachsenen in dieser Form nicht vorkommen. Diese Beispiele genügen vielleicht, um darauf hinzuweisen, daß Kinder nicht grundsätzlich anfälliger sind als Erwachsene, sondern daß es spezielle Schädigungsmechanismen gibt, die vermieden werden müssen.

Auch wenn das Argument, daß einzelne Kinder allzu sehr durch Trainer oder Eltern überstimuliert werden können, im Einzelfall zutreffen mag, so gilt doch, daß sich grundsätzlich kein Kind zum Hochleistungssport »verführen« läßt, wenn es diesen selbst nicht will. Den Negativaspekten, die in der Presse eifrig diskutiert werden, sollten auch positive Effekte gegenübergestellt werden. Das Kind lernt durch den Sport, sein Leben zu disziplinieren. Es hat zahlreiche positive Erfahrungen durch die Gemeinschaft der Sportler, auf die es im späteren Leben sehr gerne zurückblickt. Dies bestätigt jeder ehemalige Leistungssportler!

Was den allzu frühen Beginn des Wettkampf- und Hochleistungsalters betrifft, so hat sich gezeigt, daß diejenigen Kinder, die sehr früh hervorragende Leistungen erbringen, dies häufig auf Dauer weder körperlich noch psychisch durchhalten können. Sie tauchen auf den späteren Bestenlisten der Erwachsenensportler meist nicht mehr auf. Aus diesem Grund hat im Hochleistungssport eine Gegenentwicklung eingesetzt. Während vor wenigen Jahren noch beispielsweise eine 20jährige Schwimmerin als »Schwimm-Oma« bezeichnet wurde, ist sie heute durchaus noch im Finale der Deutschen Meisterschaft oder sogar auf dem »Treppchen« anzutreffen.

Wenn also Eltern ein Kind haben, das in den Hochleistungssport eintreten will, sei es, daß dies auf eigenen Wunsch zurückgeht, auf den Wunsch der Eltern oder daß entsprechende Empfehlungen vom Sportlehrer in der Schule oder vom Trainer im Verein kommen, so sollte man dies sehr sorgfältig und kritisch überwachen, auf keinen Fall aber unterdrücken. Eine sportärztliche Vorsorgeuntersuchung ist angeraten, um sicher zu sein, daß das Kind auch hinreichend gesund ist und nicht verborgene Schädigungen, die sich erst später herausstellen, zu Enttäuschungen angesichts eines Trainingsaufwandes führen, der sich im Nachhinein als unsinnig erweist. Man sollte darüber hinaus auch nicht mehr von dem Kind fordern, als sein »Talent« hergibt, mit dem Erreichten zufrieden sein und nicht unbedingt die absolute Spitzenleistung erwarten. Stellt sich der erhoffte Erfolg ein, um so besser. Unter solchen Voraussetzungen kann auch der Hochleistungssport für das Kind eine wichtige Möglichkeit der Selbstverwirklichung sein.

Sport im höheren Lebensalter

Immer mehr Menschen erreichen heute ein immer höheres Lebensalter. Gleichzeitig hat sich die Lebensarbeitszeit erheblich verkürzt. Diese Faktoren führen dazu, daß heute immer mehr ältere Menschen versuchen, dieses Mehr an gewonnener Lebens- und Freizeit sinnvoll durch sportliche Aktivitäten auszufüllen. Hinzu kommt als wichtiges Motiv die Gesundheit. Der ältere Mensch ist an Gesundheit, die für ihn nicht mehr ein selbstverständliches Gut darstellt, in besonderem Maße interessiert. Bei ihm liegen häufig schon Risikofaktoren wie Fettstoffwechselstörungen, Übergewicht und Hochdruck vor oder auch bereits Erkrankungen wie Durchblutungsstörungen im Bereich der Herzkranzgefäße und der Beine, Zuckerkrankheit, Atemwegserkrankungen, Erkrankungen des Bewegungsapparates, besonders Verschleißerscheinungen im Bereich der Gelenke. Ältere Menschen sind daher speziell daran interessiert, solche Erkrankungen durch vernünftiges Verhalten zu vermeiden oder positiv zu beeinflussen. Ein solches Bemühen ist aus ärztlicher Sicht dringend zu unterstützen. Gelegentlich begegnet man – besonders bei jüngeren Menschen – der Meinung, Gesundheitsvorsorge im höheren Lebensalter »lohne sich nicht mehr«. Das Gegenteil ist der Fall! Eine Frau, die heute 70 Jahre alt ist, hat statistisch gesehen eine Lebenserwartung von noch mindestens 15 Jahren. Die Frage, ob sie diese gesund und leistungsfähig verbringt oder behindert durch zahlreiche Erkrankungen, ist für ihre Lebensqualität, aber auch für die Behandlungskosten, die für sie entstehen, von entscheidender Bedeutung.

Auf der anderen Seite steigt natürlich mit dem höheren Lebensalter auch das *Risiko beim Sport*. Angesichts der Tatsache, daß beim Älteren häufig schon Herz-Kreislauf- und Stoffwechselerkrankungen vorhanden sind, wird es verständlich, daß Zwischenfälle beim Sport vor allem Menschen im mittleren und höheren Lebensalter betreffen. Viele der Betroffenen wissen gar nicht um ihre gesundheitliche Bedrohung. Durchblutungsstörungen im Körperinneren müssen sich nicht unbedingt nach außen durch Schmerzen anzeigen. Selbst ein Herzinfarkt kann »stumm« ablaufen und wird dann gelegentlich später zufällig in einem EKG festgestellt. Um Risiken aus dem Weg zu gehen, sollten also gerade ältere Menschen eine *Sportvorsorgeuntersuchung* durchführen lassen. Da das größte Risiko als Folge von Durchblutungsstörungen der Herzkranzgefäße entsteht, sollte diese Vorsorgeuntersuchung dringend ein EKG unter Belastung enthalten. Werden hierbei gesundheitliche Einschränkungen festgestellt, so muß im einzelnen mit dem Arzt und Sportlehrer besprochen werden, welche Sportart wie betrieben werden kann und sollte.

Welche Sportarten sind für ältere Menschen besonders geeignet bzw. weniger geeignet?

Im Prinzip kann auch der ältere Mensch jede Sportart durchführen. Dies hängt von seiner »sportlichen Vorgeschichte« ab. So gibt es 80jährige, die noch regelmäßig an Turnfesten teilnehmen. Man findet sie auf dem Tennisplatz, am Skihang, es gibt Seniorenweltmeister im 100-m-Lauf für Menschen mit mehr als 80 Jahren, sämtliches Sportarten, die man für den älteren Menschen als nicht besonders geeignet ansehen würde. Dies setzt allerdings voraus, daß diese Sportarten früh angefangen bzw. ein Leben lang betrieben wurden, ferner daß die Betreffenden gesund sind, denn die hiermit verbundenen hohen Kreislaufbelastungen und Blutdruckanstiege können sich möglicherweise bei bestehenden Vorerkrankungen fatal auswirken. Hinzu kommt bei Sportarten wie Skifahren, daß die Knochen des älteren Menschen doch nicht mehr so elastisch sind wie beim jüngeren, eher brechen und schlechter heilen. Verletzungen entstehen leichter und wirken sich wesentlich schwerwiegender aus.

Demjenigen, dem es Freude macht, mit 80 zum 15. Male das *Sportabzeichen* abzulegen, soll hiervon nicht generell abgeratenwerden. Die Tatsache, daß er dies noch kann, stellt möglicherweise einen wichtigen Teil seiner Lebensqualität dar. Er sollte dies aber vernünftig durchführen, also nach ärztlicher Vorsorgeuntersuchung und guter Vorbereitung.

Empfehlungen für den älteren Menschen unterstreichen fast immer *Ausdauerbelastungen* wie Gehen, Wandern, Laufen, Radfahren, Schwimmen oder Skilanglauf (Abb. 18). Zu Recht, denn diese Sportarten wirken sich in besonderem Maße positiv auf Herz-Kreislauf- und Stoffwechsel aus. Aber auch ältere Menschen sind keines-

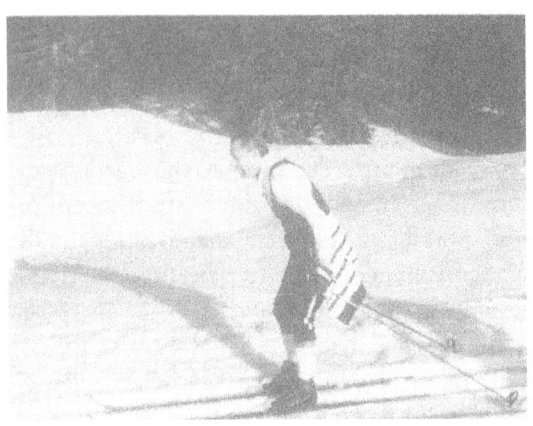

Abb. 18. Skilanglauf als Herz-Kreislauf-Training.

wegs nur Herz-Kreislauf- und Stoffwechselwesen. Ihre gesundheitlichen Probleme liegen häufig besonders im Bereich des Bewegungsapparates. Für *Bandscheibenschäden* und *Gelenkverschleiß* ist eine vernünftige *Gymnastik* zur Verbesserung der Beweglichkeit, des Koordinationsvermögens und der Muskulatur von herausragender Bedeutung. Man kann zwar die durch ein langes Leben erworbenen Verschleißerscheinungen nicht wieder beseitigen, man wird jedoch wesentlich besser mit ihnen fertig!

Schließlich sollte die Psyche nicht vergessen werden! Auch und gerade der ältere Mensch, vor allem dann, wenn er männlichen Geschlechts ist, will und kann spielen, gewinnen und verlieren. Jedoch ist ein Spiel wie etwa das »deutsche Standardspiel« Fußball weniger geeignet, da es belastend und verletzungsgefährdend ist. Mannschaftsrückschlagspiele (siehe Stichwort, beispielsweise *Prellball*, *Volleyball* nach veränderten Regeln, *Eisstockschießen* etc., sind geeigneter. Auch *Golf* hat sich in letzter Zeit als Spielform für den älteren Menschen etabliert, wenngleich es noch sehr teuer ist. Viele ältere Menschen spielen sehr gerne *Tennis*. Auch hier sollte man auf eine vernünftige Durchführung achten. Man muß nicht unbedingt als 70jähriger noch Wettkampftennis betreiben! Als Gemeinschaftssportart mit anderen macht es aber auch dem Senior viel Freude.

Eine der vernünftigsten Sportarten für ältere Menschen ist das *Schwimmen*, da hierbei zum einen ein Ausdauereffekt erreicht wird, zum anderen kann es auch bei Übergewicht und Gelenkverschleiß betrieben werden (siehe dort). Nicht vergessen sollte man schließlich das *Tanzen*. In typischen Altersportgruppen sind zu 80–90 % Frauen vertreten. Dies ist nicht nur auf ihre höhere Lebenserwartung zurückzuführen, sondern auch auf die Tatsache, daß sie im Alter meist noch wesentlich aktiver sind als Männer. Gerade Frauen bevorzugen die Bewegung zur Musik, wofür nicht nur der typische Gesellschafts-, sondern auch der Volkstanz in Frage kommt (siehe Stichwort Tanzen).

Der ideale Sport für den Älteren sollte aus einem Programm bestehen, das den gesamten Körper anspricht. Zu empfehlen ist beispielsweise die Kombination von Gymnastik mit einer Ausdauerbelastung – je nach körperlichen Fähigkeiten Wandern oder Laufen, Radfahren oder Schwimmen – gefolgt von einer Spielsportart wie Volleyball oder Prellball.

Sport ist keine Männersache: Frauen und Sport

Grundsätzlich gibt es keine »weiblichen« oder »männlichen« Sportarten. Frauen können die gleichen Sportarten ausüben wie Männer und tun dies auch weitgehend. Trotzdem gibt es charakteristische Unterschiede in der Psyche und den motorischen Voraussetzungen zwischen Frauen und Männern, wenngleich diese Unterscheidungen natürlich im Einzelfall durchbrochen werden können. Zum Teil sind solche Unterschiede auch soziokulturell bestimmt und beginnen sich in neuerer Zeit zunehmend zu verwischen. Gewisse biologisch bedingte grundsätzliche Unterschiede sollten jedoch nicht hinwegdiskutiert werden.

Im Bereich der *motorischen Grundeigenschaften* ist die Frau dem Mann an Ausdauer, Kraft und Schnelligkeit unterlegen, sie verfügt andererseits über eine größere Beweglichkeit und ein besseres Koordinationsvermögen. Diese Unterschiede sind begründet in den verschiedenen biologischen Aufgaben von Mann und Frau, die sich im Körperbau widerspiegeln. Die aktive Muskelmasse der Frau ist deutlich niedriger als die des Mannes, da die Entwicklung der Muskulatur von dem männlichen Sexualhormon Testosteron abhängig ist. Schließlich sind Frauen viel weniger vom Selbstbeweis durch den Sieg in Wettspielen abhängig als Männer.

Aus diesen Grundgegebenheiten erklären sich zum Teil die Vorlieben von Frauen für Sportarten, die vor allem mit Gymnastik zu tun haben, ganz besonders in Verbindung mit künstlerischen Ausdrucksformen oder Musik, wie ganz allgemein *Gymnastik, Fitneß-Training, Kunstturnen, Eiskunstlauf* und andere. Im Prinzip – dies gilt auch für Männer – bevorzugt jeder die Belastungsformen, in denen er von Haus aus leistungsfähiger ist. Frauen sind in den genannten Sportarten durch ihre bessere Beweglichkeit und ihr besseres Bewegungsgefühl im Vorteil. Dies soll auf keinen Fall bedeuten, daß die Frau aus denjenigen Sportarten ferngehalten werden sollte, in denen sie etwas schlechtere biologische Voraussetzungen mitbringt. Dies galt früher insbesondere für *Ausdauersportarten*. Mit dem Argument der geringeren Ausdauerleistungsfähigkeit der Frau wurde ihr beispielsweise lange

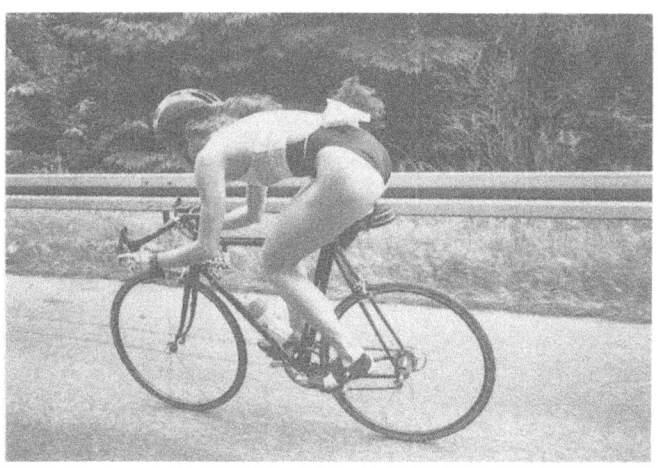

Abb. 19. Radfahrerin beim Triathlon. Die Triathlonkombination, bestehend aus Schwimmen, Radfahren und Marathon, erfreut sich auch bei Frauen immer größerer Beliebtheit.

die Teilnahme am *Marathonlauf* verwehrt. Inzwischen hat sich herausgestellt, daß Frauen aufgrund ihres leichteren Körperbaus hier sogar relativ gute Grundbedingungen mitbringen. Die Rekorde der Frauen in diesem Bereich steigen ständig an (Abb. 19). Auch *Kraftsport,* insbesondere in Form von *Fitneß-Training,* wird von vielen Frauen zunehmend gern betrieben, da er der Körperformung (»Bodyshaping«) dient. Exzesse in der Muskelentwicklung, wie sie bei männlichen Bodybuildern beobachtet werden können, sind bei Frauen schon aufgrund des geringeren Anteils an männlichen Hormonen nicht zu befürchten. Auf keinen Fall sollten Frauen versuchen, mit solchen Hormonen, ganz besonders mit Anabolika, dem Muskelaufbau nachzuhelfen!

Aus gesundheitlicher Sicht sind diese bisher genannten von Frauen bevorzugten Sportarten durchaus von Vorteil. Man muß keinesfalls jeder Frau zum *Joggen* raten, die lieber ein Fitneß-Training durchführt. Ausdauersportarten sind für Frauen viel weniger dringend anzuraten als für Männer, da sie ein sehr viel niedrigeres Risiko für Herz- und Gefäßerkrankungen, speziell für den Herzinfarkt, aufweisen, sofern keine sonstigen Risikofaktoren vorliegen, wie Bluthochdruck, erhöhte Blutfettwerte oder Zigarettenrauchen. Dagegen leiden Frauen gerade im jüngeren Lebensalter häufiger als Männer unter Beschwerden, die auf einen niedrigen Blutdruck zurückgeführt werden können. Hier sind Kraftbelastungen wegen ihres blutdrucksteigernden Effekts sogar besonders günstig.

Wie sieht es für Frauen mit der Gefährdung durch *Sportverletzungen* aus? So wurden Emanzipationsbestrebungen von Frauen im Bereich *Fußball* häufig mit dem Verweis auf die mögliche Gefährdung durch Verletzungen am weiblichen Körperbau abgeblockt. Selbstverständlich kann es bei der Frau beim Fußball zu Brustverletzungen kommen; die Möglichkeit der Verletzung im Genitalbereich hat jedoch Männer noch nie vom Fußball abgehalten! Die Verletzungsgefährdung der Frau ist sogar geringer, weil ihr Krafteinsatz im Sport niedriger ist. Während anfangs der Damenfußball belächelt wurde, sind inzwischen Meisterschaftsspiele von Frauen schon sehr attraktiv geworden. Selbstverständlich würde man Frauen von typischen »männlichen« Kampfsportarten wie *Catchen* oder *Boxen* abraten, dies sollte man aber auch Männern gegenüber tun!

> Zusammenfassend kann festgestellt werden, daß Frauen das gleiche Spektrum an Sportarten zur Verfügung steht wie Männern. Da sich ihre psychischen und physischen Grundlagen jedoch teilweise von denen der Männer unterscheiden, setzen Frauen bei der Wahl der Sportart oft andere Schwer-

punkte. Dies ist aus gesundheitlicher Sicht durchaus zu begrüßen. Soweit Frauen den Bereich der »typischen Frauensportarten« verlassen und in »männliche Domänen« eindringen, bestehen hiergegen aber weder medizinische noch gesundheitliche Bedenken.

Grundsätzlich besteht bei Frauen noch ein erhebliches Defizit an sportlicher Aktivität. Während Mädchen und Jungen in Sportvereinen noch etwa gleich häufig vertrete sind, beträgt der Anteil der erwachsenen Frauen im Sportverein nur 25 %, obwohl sie mehr als die Hälfte der Bevölkerung ausmachen. Erst wenn sie dann von familiären Zwängen befreit werden, erweisen sie sich im höheren Lebensalter durchaus wieder als das dominierende Geschlecht im Sport. Daß es überwiegend die gesellschaftlichen Bedingungen sind, die Frauen vom Sport abhalten, zeigt der Erfolg der Fitneß-Studios. Hier kann außerhalb der üblichen Vereinszeiten trainiert werden, so daß die Frauen sich aussuchen können, wann sie hingehen möchten. Diese Studios werden inzwischen vor allem von Frauen bevorzugt.

Zur Frage, ob Frauen während der *Menstruation* Sport treiben sollten, kann festgestellt werden, daß die Regelblutung die körperliche Leistungsfähigkeit keineswegs grundsätzlich behindert. Es gibt sogar Spitzensportlerinnen, die während der Regelblutung ein Leistungshoch erreichen. Allerdings kann auch das umgekehrte Phänomen beobachtet werden. Ein Aussetzen mit dem Sport während der Regel ist nicht erforderlich. Auch eine Schulsportbefreiung sollte nur bei außergewöhnlich starken Beschwerden während der Regel als Ausnahmefall erfolgen.

Wenn Frauen *Leistungssport* treiben, können spezifische Probleme auftreten: Durch die hochintensive Belastung, ganz besonders im Ausdauerbereich, wird der Hormonhaushalt der Frau beeinflußt. Dies zeigt sich nicht zuletzt daran, daß bei Leistungssportlerinnen häufig die Regelblutung ausbleibt! Das bedeutet jedoch nicht, daß sie in dieser Zeit keine Kinder empfangen können. Manche Kinder von Sportlerinnen verdanken ihr Leben dem Irrtum der Mutter, sie sei wegen des Ausbleibens der Regelblutung nicht empfängnisfähig! Es gibt Langläuferinnen, die an Marathonläufen teilgenommen haben und schwanger waren, ohne dies zu wissen! Dieser vorübergehende Verlust der Regelblutung wird von vielen Sportlerinnen nicht unbedingt als negativ angesehen, da sie hierdurch in ihrem Trainingsablauf weniger gestört werden. Nach Beendigung des Leistungssports normalisieren sich diese Funktionen wieder.

Mit den Hormonverschiebungen geht auch die Tendenz zur *Knochenentkalkung* (Osteoporose) einher, wie sie auch bei Frauen in den Wechseljahren auftritt. Das heißt, daß bei Leistungssportlerinnen eine Neigung zu vermehrten Knochenbrüchen besteht, bis hin zu Brüchen, die ohne äußere Einwirkung auftreten, etwa der »Ermüdungsbruch«. Das sind Brüche, die lediglich mit »Materialermüdung« begründet werden können. Es ist bisher noch nicht wissenschaftlich genügend abgeklärt, ob die vermehrte Knochenentkalkung bei Spitzensportlerinnen Folge des Sports an sich oder Konsequenz einer nicht ausreichenden Ernährung ist. Frauen, die Leistungssport vor allem im Ausdauerbereich betreiben, sollen daher ganz besonders auf eine hinreichende Zufuhr von Milchprodukten (Milch, Käse, Joghurt, Quark) achten, um für ein ausreichendes Kalkangebot zu sorgen.

Sport und Schwangerschaft

Zum Thema Sport und Schwangerschaft bzw. Sport vor, während und nach der Schwangerschaft gibt es noch sehr viele Vorurteile. So hört man häufig, daß intensiver Sport die Fähigkeit, Kinder zu bekommen, beeinträchtige. Zwar kommt es durch extremes Ausdauertraining gelegentlich vor, daß die *Regelblutung* aussetzt, die Fruchtbarkeit wird davon jedoch nicht berührt (s. oben). Es trifft auch nicht zu, daß intensiv betriebener Sport vor, während oder nach der Pubertät die Entwicklung der weiblichen Geschlechtsorgane behindert oder daß zu kräftige Bauch- und Beckenmuskeln die Geburt erschweren, wie dies oft geglaubt wird! Im Gegenteil, kräftige Muskeln tragen dazu bei, das Kind leichter auszutreiben. Fitneß, durch welche Sportart auch immer erworben, erleichtert Schwangerschaft und Geburt. Hat eine Frau bis zur Schwangerschaft noch nie Sport betrieben, wird es höchste Zeit, dann mit einer gezielten *Schwangerschaftsgymnastik* zu beginnen.

Während der Schwangerschaft werden Frauen häufig lieb gewordene Sportarten wegen Verletzungsgefahr oder der angeblichen Gefahr von Fehlgeburten verboten. Oft geschieht dies zu Unrecht.

Grundsätzlich kann jede gesunde Frau bei einer normal verlaufenden Schwangerschaft jeden Sport so lange treiben, wie ihr dies durch die Behinderung durch das werdende Kind möglich ist.

Es sei jedoch ausdrücklich unterstrichen, daß bei anomalem Verlauf, etwa bei Blutungen, jeder Sport untersagt ist, eventuell muß Bettruhe eingehalten werden. Dies ist im Einzelfall mit dem behandelnden Arzt zu besprechen.

Verläuft die Schwangerschaft normal, können auch Sportarten wie Tennis, selbst Turnen oder Skifahren, betrieben werden. Die Angst vor Verletzungen ist meist unnötig. Schwere Verletzungen, etwa beim *Skifahren*, sind für das Kind nur so gefährlich wie auch für die Mutter. Auch der Faktor Höhe wird meistens überschätzt. Man kann auch hier feststellen, daß die Höhe, die der Mutter nichts ausmacht, auch das Kind nicht schädigt. Trotzdem wird man im allgemeinen Schwangeren raten, vor allem in den ersten Wochen der Schwangerschaft, in denen das Kind besonders empfindlich gegen Sauerstoffmangel ist und die Organe ausgebildet werden, Höhen oberhalb von 3000 m zu meiden. Natürlich ist es im Einzelfall eine Gewissensentscheidung für die werdende Mutter, wie lange sie sich der Gefahr eines Sturzes auf der Skipiste aussetzt. Gegen Turnen, Tennis etc. ist jedoch nicht das Geringste einzuwenden. Nach der Entbindung führt die möglichst rasche Wiederaufnahme des Sports zu einer schnellen Rückbildung der schwangerschaftsbedingten Körperveränderungen.

5 Wie wirken sich Umweltfaktoren auf die sportliche Belastbarkeit aus?

Die Belastung beim Sport wird ganz entscheidend auch von den Bedingungen bestimmt, unter denen er durchgeführt wird. Ein Langlauf ist unter Normalbedingungen im Regelfall gesund, der gleiche Langlauf bei schwül-warmer Witterung kann zu einem Herz-Kreislauf-Versagen führen. Ein Skilanglauf bei –20 °C stellt eine wesentlich höhere Kreislaufbelastung dar als bei 0°. In der Öffentlichkeit werden besonders mögliche Einflüsse von Umweltschadstoffen diskutiert. Die wichtigsten Gesichtspunkte zum Sport unter verschiedenen Umweltbedingungen sollen daher im folgenden erörtert werden.

Hitzeschäden und wie man sie vermeidet

Praktisch in jedem Sommer, wenn die Volksläufe stattfinden, sind Berichte über Fälle von Hitzschlag in den Tageszeitungen zu finden. Unter körperlicher Belastung wird von der Muskulatur nicht nur Bewegung, sondern insbesondere auch Wärme produziert. Diese Wärme muß vom Kreislauf abtransportiert werden. Es ist also nicht verwunderlich, daß die Anforderungen an den Kreislauf durch die Erfordernis der erhöhten Energiebereitstellung unter Wärmebedingungen zu einer Konfliktsituation führen können, die in einem Versagen des Kreislaufs endet. Ganz besonders ungünstig ist hierfür Belastung in warmer Umgebung bei gleichzeitig hoher Luftfeuchtigkeit, bekannt als schwül-warmes Wetter. Die Luftfeuchtigkeit ist dabei oft entscheidender als die Temperatur. Die Wärmeabgabe durch den Kreislauf geschieht durch das Schwitzen. Dabei produziert der Körper Schweiß, der die Aufgabe hat, zu verdunsten und damit dem Körper Wärme zu entziehen. Ist die Luftfeuchtigkeit sehr hoch, kann das Verdunsten nicht mehr stattfinden.

In harmloseren Fällen kommt es dadurch zum *Hitzekollaps,* d. h. aufgrund der Weitstellung der Hautgefäße fließt nicht mehr genug Blut zum Herzen zurück, das Herz pumpt nicht mehr ausreichend Blut ins Gehirn, was dann zur Bewußtlosigkeit führt. Als *Erste-Hilfe-Maßnahme* sollte man den kollabierten Sportler in den Schatten legen, bis der Kreislauf stabilisiert ist. Die Beine müssen hochgelagert werden, damit mehr Blut zum Herzen zurückfließt. Kühlung in Form kalter Getränke und kühlenden Umschlägen sind in ernsteren Fällen sinnvoll. Allerdings darf auf gar keinen Fall einem Bewußtlosen ein Getränk eingeflößt werden. Es besteht sonst die Gefahr, daß die Flüssigkeit in die Lunge läuft und Ersticken bewirkt!

Wesentlich gefährlicher ist der *Hitzschlag.* Im Gegensatz zum Hitzekollaps steigt hierbei die Körpertemperatur an. Es werden extreme Werte von über 40 °C erreicht, die nicht nur das Gehirn und die Organe schädigen, sondern sogar zum Tode führen können. Die typischen Zeichen des Hitzschlags sind zunehmende Benommenheit bis zur Bewußtlosigkeit, die Haut ist zunächst heiß, später geht die Fähigkeit zm Schwitzen verloren, die Haut wird jetzt trocken und schließlich graufahl. *Erste Hilfe:* Bei einem Hitzschlag ist der Betreffende

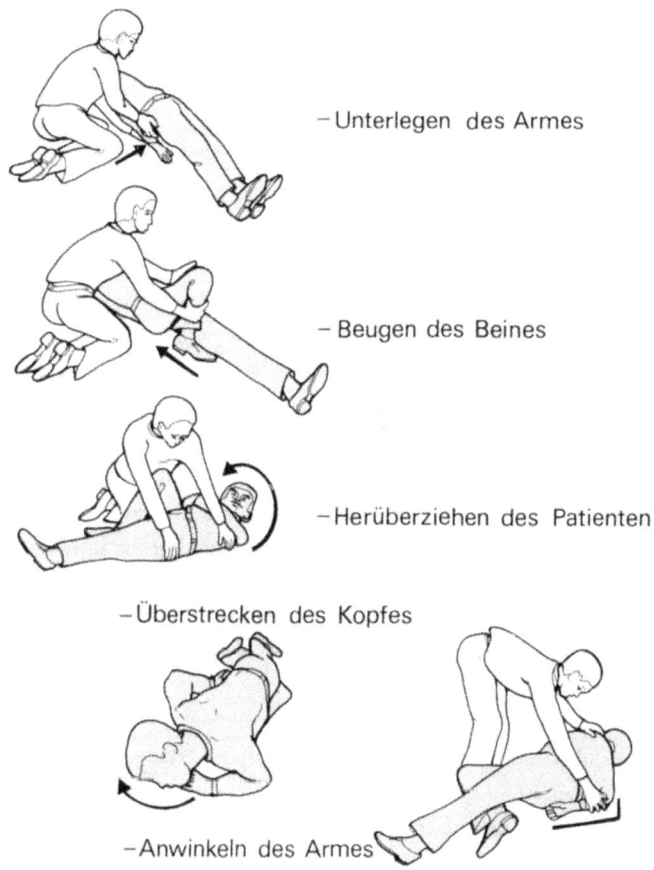

Abb. 20. Seitenlagerung beim Bewußtlosen.

möglichst rasch in den Schatten zu bringen, ärztliche Hilfe ist in jedem Fall notwendig. Bis der Arzt kommt, sollte die Kleidung geöffnet und kalte Umschläge sollten auf das Gesicht gelegt werden. Bewußtlose sind in »Halbseitenlage« bringen, um Ersticken zu verhindern (Abb. 20). Ist das Bewußtsein erhalten, können kühlende Getränke gereicht werden, die Kochsalz enthalten sollten, um den Salzverlust auszugleichen. Reines Wasser ist ungünstig, da es in die ausgetrockneten Zellen eindringt und hier beispielsweise eine Gehirnschwellung verursachen kann. Am günstigsten ist eine Flüssigkeit, die ungefähr 0,5 % Kochsalz enthält, also einen Teelöffel Salz auf 1 Liter Flüssigkeit.

Beim *Sonnenstich* ist weniger die Hitze entscheidend als die direkte Sonneneinstrahlung auf den Kopf, die zu einer Reizung des Gehirns führt und sich dann in typischen Symptomen zeigt: Übelkeit, Erbrechen, Kopfschmerzen, bis hin zu Bewußtlosigkeit. Der Sonnenstich tritt charakteristischerweise an sehr klaren Tagen mit starker Sonneneinstrahlung auf. Besonders gefährlich sind windige, sonnige Tage, an denen die Kühlung durch den Wind dafür sorgt, daß die Sonneneinstrahlung nicht als Hitze empfunden wird. Kinder sind wesentlich empfindlicher als Erwachsene. Wer zu solchen Beschwerden neigt, sollte sich durch eine Kopfbedeckung schützen (siehe unten).

Vorsorgemaßnahmen gegen Hitzeschäden

Vernünftige, besonders schweißdurchlässige Kleidung.

Hinreichende Zufuhr von Flüssigkeit und Salzen. Da der Schweiß auch Salz enthält, trinkt man am besten kein reines Wasser, sondern eine Mischung aus Obstsaft mit einem kohlensäurefreien Mineralwasser im Verhältnis von 1:1. Vor Wettbewerben unter Hitzebedingungen sollte man etwa 2 Stunden vorher ca. 1 Liter trinken, um die Möglichkeit zu haben, überschüssig aufgenommene Flüssigkeit über die Blase abzugeben. Anschließend sollte mindestens jede halbe Stunde etwa 0,3–0,5 Liter Flüssigkeit aufgenommen werden, im Zweifelsfall lieber zuviel als zuwenig!

Vernünftiges Verhalten. Wer merkt, daß Überforderungszeichen eintreten, sollte rechtzeitig die Belastung abbrechen.

Eine Kopfbedeckung schützt vor zu starker Sonneneinstrahlung selbst dann, wenn dank eines kühlenden Windes keine größere Hitze empfunden wird.

Organisatorische Vorsorgemaßnahmen. Organisatoren sollten Volksläufe an Tagen mit warmer Witterung und gleichzeitig sehr hoher Luftfeuchtigkeit besser absagen. Falls dies nicht möglich ist, muß gewährleistet sein, daß die Läufer mit Getränken versorgt werden und Kontrolleure an der Strecke auffällige Läufer aus dem Rennen nehmen können. Auffällig sind insbesondere Läufer mit beginnender Verwirrtheit, fehlender Koordination oder hochrotem Kopf. Besonders gefährlich wird es, wenn der Läufer nicht mehr schwitzen kann, die Haut blaß wird und Bewußtlosigkeit eintritt. In solchen Fällen ist sofort der Arzt hinzuzuziehen.

Sport in größeren Höhen

Der Faktor Höhe spielt in einer Reihe von Sportarten eine wichtige Rolle, speziell beim Bergsteigen, alpinem Skilaufen, beim »Trecking« (also beim Höhenwandern) und bei Flugsportarten. Die Frage, bis zu welcher Höhe man sich als Gesunder bzw. Herz-Kreislauf-Patient unbeschadet belasten kann, wird daher häufig gestellt.

Die Bedeutung des Höhenfaktors wird, zumindest bei mittleren Höhen, im allgemeinen überschätzt. Zwar nimmt mit zunehmender Höhe mit dem Luftdruck auch der Sauerstoffdruck ab, die Reserven des Blutes reichen allerdings so weit, daß bis zu einer Höhe von 3000 m das Blut im allgemeinen weitgehend aufgesättigt ist. Wenn nicht besondere Probleme von seiten der Lunge hinzukommen, ist Aufenthalt und körperliche Belastung bis zu dieser Höhe meist problemlos möglich. Probleme entstehen allerdings bei Höhen oberhalb von 3000 m selbst bei Gesunden. Dies ist heute keine so große Ausnahme mehr, da sich das »Trecking« in Gebieten wie Nepal oder am Kilimandscharo zunehmend durchzusetzen beginnt.

Grundsätzlich sollte jeder, der ein mögliches Risiko für die Entstehung von Durchblutungsstörungen am Herzmuskel befürchten muß, vor Höhenaufenthalten ein EKG unter Belastung durchführen lassen, um Durchblutungsstörungen zu erkennen oder auszuschließen. Sind sie vorhanden, so ist von einem Aufenthalt, ganz besonders vom Sport in Höhen oberhalb 3000 m, abzusehen. Sind keine Durchblutungsstörungen vorhanden, muß man auf eine langsame Anpassung an die Höhe achten. Bei Herz-Kreislauf-Erkrankungen kommt es auf deren Schwere an. Patienten nach einem Herzinfarkt können in der Regel in Höhen von bis zu 2000 m ohne Probleme skifahren, wenn ihr Belastungs-EKG unauffällig ist. Wer aber bereits bei geringen Belastungen unter 100 Watt am Fahrradergometer Durchblutungsstörungen zeigt, sollte sich dagegen nicht in Höhen oberhalb von 1000 m belasten.

Bei *Bluthochdruckpatienten* ist die Belastung unbedenklich, da der Höhenaufenthalt den Blutdruck nicht, wie oft geglaubt, in die Höhe treibt! Wenn sich bei einem Hochdruckpatienten noch keine Gefäßveränderungen ausgebildet haben, kann er sich in der Höhe in gleicher Art und Weise belasten wie in der Ebene. Probleme ergeben sich viel häufiger bei *zu niedrigem Blutdruck:* Der schnelle Höhenwechsel in der Gondel wird bei niedrigem Blutdruck oft schlecht vertragen.

Grundsätzlich gilt, daß gleiche körperliche Belastung in der Höhe zu einem stärkeren Anstieg der *Herzschlagzahl* führt als in der Ebene. Deshalb sollten sich Patienten mit Herz-Kreislauf-Erkrankungen in der Höhe geringer belasten als in der Ebene. Das Ausmaß ihrer Belastung können sie am besten an der Pulsschlagzahl kontrollieren.

Ganz allgemein sollte man sich als Herz-Kreislauf-Patient in der Höhe vernünftig verhalten. Außer der Höhe kommen oft noch zusätzliche belastende Faktoren hinzu, wie starke Sonneneinstrahlung und Kälte (siehe Stichwort Skifahren).

Wie vertragen Herz-Kreislauf-Patienten das *Fliegen in größeren Höhen?* In modernen Großraumflugzeugen wird der Luftdruck entsprechend einer Höhe von ca. 2200 m konstant gehalten. Dies kann sich im Regelfall auch ein Kreislaufpatient problemlos zumuten. Das gefährlichste am Fliegen ist nach wie vor der Weg zum Flugplatz durch den Straßenverkehr, ganz besonders aber auch möglicherweise der Ankunftsort! Wenn man als Herz-Kreislauf-Patient beispielsweise in tropisch-heißes Klima fliegt, so ist die Umstellung für das Kreislaufsystem meist wesentlich belastender als die Höhe während des Fluges.

Unter *Höhenkrankheit* versteht man Symptome, die beim Aufenthalt in größerer Höhe auftreten, vor allem in Form von Kopfschmerzen, Schwindel, Übelkeit, bis hin zu Bewußtlosigkeit, Atemnot etc. Jüngere Menschen sind stärker anfällig als ältere. Wer einmal eine solche Höhenkrankheit durchgemacht hat, ist bei späteren Höhenaufenthalten besonders gefährdet. Die Höhe, bei der die Höhenkrankheit ausgelöst wird, kann sehr unterschiedlich sein. Manchmal sind es nur mittlere Höhen von 2000–3000 m, die ausreichend sind, Beschwerden auszulösen, meist treten diese aber erst in größeren

Höhen auf! Bei entsprechenden Symptomen reicht in leichteren Fällen körperliche Ruhe für 24–48 Stunden aus. In schweren Fällen muß der Betroffene möglichst rasch ins Tal gebracht werden, da sonst Lebensgefahr besteht. Zur Vorbeugung ist es wichtig, sich langsam an größere Höhen zu gewöhnen. Wer ohne Vorerfahrung erstmals an einer Höhentour teilnimmt, ganz besonders, wenn dies in abgelegenen Gebieten erfolgt, sollte mit seinem Arzt über mögliche Medikamente sprechen, die er zur Vorbeugung mitnimmt.

Sport in der Kälte

Die Kälte spielt bei allen Wintersportarten eine wichtige Rolle. Sie kann örtliche Erfrierungen und allgemeine Unterkühlung bewirken, die zum Tod führen können. Hiergegen sollte man sich durch vernünftige Kleidung und vernünftiges Verhalten beim Sport schützen. Auch bei Wassersportarten wie Schwimmen, aber auch Segeln, Surfen etc. kommt es durch die hohe Wärmeleitfähigkeit des Wassers leicht zu Unterkühlungen.

Die Kälte löst einen Reiz aus, der die Hautgefäße zusammenziehen läßt. Durch den hierdurch erhöhten Widerstand steigt der Blutdruck an. Dies bedeutet eine erhöhte Kreislaufbelastung. *Herzpatienten* bemerken nicht selten, daß Kälte Herzschmerzen auslöst. Wenn ihnen dieser Mechanismus bekannt ist, müssen sie nicht unbedingt die Kälte meiden, aber ein entsprechendes Medikament, wie z. B. eine Nitrokapsel, einnehmen, bevor sie in die Kälte hinausgehen. Patienten mit sehr *hohem Blutdruck* sollten dies ebenfalls wissen und ausgeprägte Kälte meiden. Der Kältereiz kann hingegen von Patienten mit *niedrigem Blutdruck* ausgenutzt werden. Belastungen in

Kälte, Schwimmen in kaltem Wasser, kaltes Abduschen, aber auch Skilaufen steigern bei ihnen den Blutdruck.

Bei Patienten mit Erkrankungen der Atemwege, speziell Asthma, kann die Abkühlung der Luftwege (Bronchien) Krampfzustände, also Asthma, auslösen. In solchen Fällen kann eine Atemmaske, wie sie Narkoseärzte tragen, schützen.

Zur Vermeidung von *Kälteschädigungen* beim Sport sollte man wissen, daß auch der Feuchtigkeitsgrad entscheidende Bedeutung hat. Trockene Kälte ist weniger gefährlich, da sie weniger Wärme leitet als feuchte Kälte. Erfrierungen an den Füßen kann man sich bei nassem Schuhwerk schon bei Temperaturen um 0 °C holen. Ein weiterer Faktor, der die Entstehung von Kälteschädigungen begünstigt, ist die Wärmeableitung durch Wind. Bei ruhiger Luft bildet sich um den Körper herum durch die Körperwärme eine Wärmeschutzschicht. Diese wird durch eisigen Wind fortgeblasen. Kälteschädigungen sind dann sehr viel häufiger.

Folgende Kälteschädigungen sollte man kennen:

Örtliche Erfrierungen kommen in unterschiedlichen Stadien vor. Bei der Erfrierung I. Grades erkennt man nach dem »Auftauen« nur eine Hautrötung, bei der Erfrierung II. Grades bilden sich Blasen, und bei der Erfrierung III. Grades ist Gewebe abgestorben. Oft wird dies in der Kälte selbst vom Betroffenen zunächst gar nicht bemerkt, da die Haut durch die Kälte unempfindlich ist. Er wird dann von den Sportkameraden auf eventuelle weiße Flecken aufmerksam gemacht. Sind örtliche Erfrierungen eingetreten, darf man auf gar keinen Fall zu irgendwelchen Gewaltaktionen greifen, wie mit Schnee abreiben, oder sehr rasch auftauen. Hierdurch macht man das Ganze noch viel schlimmer, da mit dem Auftauen der betroffene Bereich mehr Blut braucht, das durch die enggestellten Gefäße nicht zugeführt werden kann.

Die erfrorene Stelle muß zunächst geschützt werden, beispielsweise durch die Körperwärme. Eine erfrorene Hand sollte unter die Kleidung gebracht werden etc. In der Schutzhütte darf man den erfrorenen Bereich nur langsam auftauen, indem man ihn zunächst in kühles Wasser bringt, dem dann langsam bis zur Körperwärme über 20 Minuten hinweg warmes Wasser zugegossen wird.

Besonders bedrohlich sind *allgemeine Unterkühlungen*. Diese gehen mit einer Abkühlung der Körpertemperatur insgesamt einher. Der Betroffene ist zunächst aufgeregt, bewegt sich heftig, wird dann langsam müde, schließlich benommen und bewußtlos. Sinkt die Körpertemperatur allzu stark ab, tritt der Tod ein.

Bei allgemeinen Unterkühlungen als Folge von Sportunfällen, etwa nach einem Lawinenunglück beim Skifahren, ist eine sehr sorgfältige Aufwärmung erforderlich. Durch die Kälte verlangsamt sich der Stoffwechsel, die Überlebenschancen sind selbst bei einem Kreislaufstillstand wesentlich länger als bei normaler Temperatur. Andererseits wird gerade beim Wiederaufwärmen häufig sehr viel falsch gemacht. Wenn zu schnell erwärmt wird, kommt es zum »Erwärmungstod«, weil sehr viel kaltes Blut aus der Haut in das Körperinnere strömt. Die Erwärmung sollte also langsam und vorsichtig durch Wärmepackungen auf den Körperrumpf erfolgen. Am besten ruft man einen Arzt hinzu, wenn dies irgendwie möglich ist. Auf jeden Fall ist es völlig falsch, Bewußtlosen oder Halbbewußtlosen warme Getränke, ganz besonders alkoholische, einzuflößen. Hieran könnten sie zum einen ersticken, zum anderen erweitert der Alkohol unnötig die Blutgefäße der Haut.

Umweltschadstoffe – wie schädlich sind sie wirklich?

»Joggen ganz gut und schön, vielleicht auch gesund, aber wenn man die Jogger in den Autoabgasen sieht, das kann doch nicht gesund sein; oder gar die Tennisspieler, die auf Plätzen spielen, die voller Dioxin sind.« Solche und ähnliche Meinungen hört man häufig. Sie werden durch die Medien verstärkt: Im Sommer kommen Ozonwarnungen im Rundfunk, Behörden legen Sportanlagen still, weil die Böden dioxinverseuchte Asche enthalten. Jeder, der auf solchen Plätzen schon einmal gespielt hat, sieht seine letzte Stunde in greifbare Nähe gerückt, wenn er ein etwas ängstlicher Typ ist.

Natürlich sind Umweltschadstoffe ein Problem. Doch wenn im Sommer beispielsweise der sowieso schon knapp bemessene Sportunterricht an den Schulen ausfällt, weil der Ozongehalt der Luft zu hoch ist, dann muß man sich ernsthaft fragen, was hier gefährlicher ist, Ozon oder Bewegungsmangel. Aus diesem Grund soll im folgenden dargestellt werden, was bisher zu den wichtigsten Umweltschadstoffen und ihren Beziehungen zum Sport wirklich bekannt ist.

Ozon

Die Diskussion um die Bedeutung von Umweltstoffen in der Luft entzündet sich, wie bereits einleitend bemerkt, in ganz besonderem Maße am Ozon. Zum Glück liegen im Gegensatz zu den meisten anderen Schadstoffen gerade zur Frage der körperlichen Aktivität unter dem Einfluß von Ozon bereits wissenschaftliche Untersuchungen vor. Die folgenden Ausführungen hierzu gründen auf einem offiziellen Empfehlungspapier des

Deutschen Sportbundes, erarbeitet durch eine Kommission, in der auch der Deutsche Sportärztebund maßgeblich vertreten ist.

Was ist und wie entsteht Ozon?

Ozon ist die dreiatomige Form des Sauerstoffs und in niedriger Konzentration ein normaler Bestandteil der Luft. In ca. 10–40 km Höhe findet sich eine Ozonschicht, die das Leben auf der Erde gegenüber den ultravioletten Strahlen der Sonne schützt. Dieser Ozonschirm wird durch verschiedene Chemikalien, beispielsweise die gefürchteten Fluorkohlenwasserstoffe (FCKW) zerstört, so daß »Ozonlöcher« entstehen. Die daraus resultierende intensive ultraviolette Strahlung wirkt schädigend und kann beispielsweise das Hautkrebsrisiko bei Menschen erhöhen (hierzu lesen Sie bitte auch unter dem Stichwort UV-Strahlung S. 74).

In Bodennähe wirkt sich dagegen eine erhöhte Konzentration von Ozon ungünstig aus, weil es in die Atemluft gelangt. Aus Vorläuferschadstoffen wie Stickoxiden (Autoabgase, Verbrennungsanlagen der Industrie) und flüchtigen Kohlenwasserstoffen (Benzindämpfe und Lösungsmittel aus Verkehr und Industrie) entsteht unter dem Einfluß von Sonnenlicht Ozon. Je stärker die Sonne scheint und je höher die Schadstoffkonzentration in der Luft ist, um so mehr Ozon wird gebildet. Zahlreiche weitere Faktoren wie Höhe und Windbewegung beeinflussen die jeweiligen Konzentrationen. Ozon ist Hauptbestandteil des sogenannten Sommersmogs.

Wirkung des Ozons in der Atemluft

Erhöhte Ozonkonzentrationen können zu Schleimhautreizungen führen. Betroffen sind vor allem Augen und Atemwege. Es können Augenbrennen oder tränende Augen, Kratzen im Hals, Husten, Atemnot, Brustkorbbeschwerden, Kopfschmerzen und Übelkeit auftreten. Die Lungenfunktion kann eingeschränkt und die körperliche Leistungsfähigkeit vermindert sein. Die Symptome werden durch sportliche Belastung verstärkt, weil eine größere Luftmenge und somit vermehrt Ozon eingeatmet wird. Sportler zählen somit zu den potentiell gefährdeten Gruppen, insbesondere Ausdauersportler, weil sie sich intensiv und sehr lange in stärker ozonhaltiger Luft bewegen. Weitere gefährdete Gruppen sind Kleinkinder und bestimmte Patientengruppen wie Asthmakranke.

Der Mensch kann sich an eine chronisch erhöhte Ozonkonzentration in der Luft gewöhnen, so daß dann die Toleranz gegenüber diesem Gas ansteigt. Darüber hinaus können sich offenbar die angegriffenen Schleimhäute sehr schnell regenerieren. Bisher konnte nicht nachgewiesen werden, daß es unter erhöhten Ozonkonzentrationen zu einer dauerhaften Lungenschädigung kommt. Insbesondere besteht keinerlei Hinweis, daß hierdurch ein erhöhtes Risiko für Lungenkrebs entsteht.

Ab wann wird die Ozonkonzentration gefährlich?

Bei den Ozonwarnungen, die im Sommer über das Radio kommen, werden Grenzwerte von 160–200 Mikrogramm/m^3 Luft angegeben, ab denen das Sporttreiben im Freien gefährlich sein könnte. Solche Grenzwerte sind bisher sehr willkürliche Festsetzungen, im Grunde weiß man hierzu noch zu wenig. Einen für alle Menschen gleichermaßen gültigen Schwellenwert kann es schon deshalb nicht geben, weil die Empfindlichkeit der Schleimhäute sehr unterschiedlich ist. Auch oberhalb solcher Konzentrationen müssen keine Beschwerden auftreten. Die praktischen Erfahrungen im Leistungssport zeigen, daß Hochleistungssportler auch bei erhöhten Ozonkonzentrationen ihr Training fortsetzen, ohne eine vermehrte

Gefährdung einzugehen. Dies zeigten beispielsweise deutlich die Olympischen Spiele in Barcelona, bei denen unter großer Hitze in einer sehr verkehrsreichen Stadt hohe Ozonkonzentrationen anzunehmen waren. Schäden sind dort nicht bekannt geworden. Wer also trotz Ozonwarnungen Sport betreibt, z. B. Tennis spielt, weil er nun einmal zur Mittagsstunde seinen Platz gemietet hat, und keine Beeinträchtigungen bemerkt, muß nicht befürchten, daß er sich hierdurch gesundheitlich schädigt. Anders sieht dies aus für Menschen, die zu Schleimhautreizungen, speziell zu Asthma, neigen. Aber auch sie brauchen keine Angst zu haben, außer der akuten Belästigung Dauerschäden in Kauf zu nehmen.

Empfehlungen für die Sportpraxis

Sonnenreiche Tage erfordern nicht notwendigerweise Sportabstinenz. Bei stabilen Schönwetterlagen mit Außentemperaturen über 25 °C stellt sich aber die Frage nach einer sinnvollen Gestaltung des Sporttreibens sowohl in Städten wie auch in ländlichen Regionen. Dabei ist zu berücksichtigen, daß in der Regel in den Mittags- und Nachmittagsstunden die Ozonkonzentration der Luft am höchsten liegt. Es wird daher empfohlen:

- Die sportliche Belastung in die Morgen- und Abendstunden zu verlegen.
- Große freie Flächen zu meiden und Gebiete mit übermannshoher Bepflanzung (Alleen, Parkanlagen, Wälder) zu bevorzugen. Dies ist für manchen überraschend, der glaubt, gerade auf dem freien Feld in der Natur vor hohen Ozonwerten sicher zu sein, während umgekehrt die Waldluft als besonders ozonhaltig (und früher paradoxerweise als besonders gesund) angesehen wird. Das Gegenteil ist der Fall. Überraschenderweise führen die Autoab-

gase durch die darin enthaltenen Stickoxide auch wieder zu einem rascheren Abbau des Ozons. Gerade an heißen Tagen ist auf dem freien Feld in der hier wenig bewegten Luft unter starker Sonneneinstrahlung mit hohen Ozonkonzentrationen zu rechnen. Umgekehrt fangen die Blätter und Oberflächen der Bäume, an denen das Ozon zerfällt, dieses Reizmolekül ab.

Auch an heißen Tagen bestehen keine Bedenken gegenüber dem Sport in Hallen, da hier die Ozonkonzentration wesentlich niedriger liegt. Wer sein Tennisspiel an solchen Tagen vom Freiplatz in die Halle verlegen kann, sollte dies tun, falls er unter Ozon leidet. Auch hier zerfällt Ozon an den Oberflächen in der Halle, ganz abgesehen davon, daß die UV-Strahlung weniger stark in die Halle eindringt.

Wer glaubt, unter ozonbedingten Reizerscheinungen zu leiden (Augenreizung, Atemwegsreizung, Atemnot), sollte hierüber mit seinem Hausarzt sprechen, da möglicherweise auch ganz andere Ursachen für die Beschwerden verantwortlich sein können oder eine medikamentöse Behandlung sinnvoll erscheint.

Auf keinen Fall sollte man beispielsweise gesunden Kindern das Herumtollen im Freien an sonnenreichen Tagen verbieten oder den Schulsport ausfallen lassen. Auch Sportspiele wie Fußball oder andere Wettkampfveranstaltungen, die häufig nachmittags stattfinden, müssen nicht kurzfristig verlegt werden. Der Lehrer, Trainer oder Mannschaftsarzt sollte jedoch auf Symptome einer Ozonreizung achten.

Ultraviolette Strahlung

Es bietet sich an, nach dem Ozon das Thema UV-Strahlung abzuhandeln. Schon immer ist den Ärzten bekannt gewesen, daß allzu viel UV-Strahlung, also allzu viel Sonne, der Haut nicht guttut. Bei Menschen, die sehr viel im Freien sind, entwickeln sich Hautveränderungen bis hin zu Hautkrebs; dementsprechend sprechen die Ärzte von der »Landsmannshaut« des Bauern, der viel im Freien arbeitet, oder auch der »Seemannshaut« des Matrosen.

Mit der Verringerung der Ozonschicht in der Stratosphäre erhöht sich die UV-Einstrahlung. Dies führt zu einer Hautreizung (Sonnenbrand) und begünstigt dadurch die Entstehung von Hautkrebs, ganz besonders des gefürchteten »schwarzen Hautkrebs« (Melanom). Es handelt sich dabei um eine bösartige Veränderung von Pigmentflecken, im Volksmund Leberflecken oder Muttermale genannt. Unter der ständigen Reizung durch ultraviolette Strahlung können diese bösartig werden, wobei dann sehr rasch Tochtergeschwulste (Metastasen) entstehen. Aus diesem Grund warnen heute Hautärzte davor, sich allzu intensiv der Sonnenstrahlung auszusetzen.

Dies bedeutet allerdings nicht, daß man sich schon dann, wenn sich draußen die ersten Sonnenstrahlen zeigen und man joggen geht, verhüllen muß. In unseren Breiten gibt es leider, oder vielleicht Gott sei Dank, nicht allzu viele sonnenreiche Tage. Das sogenannte Ozonloch beschränkt sich darüber hinaus bisher vorwiegend auf die südliche Erdhalbkugel. Das, was unsere Haut bisher an UV-Strahlen abbekommt, ist wesentlich weniger als die Strahlung, der die Menschen in Mittelmeerländern schon immer ausgesetzt waren. Allerdings ist auch unsere Haut empfindlicher.

Doch Ozonloch hin oder her: Extreme Sonneneinstrahlung sollte man so oder so meiden. Sicher schadet ein einmaliges Tennisspiel oder ein Lauf bei strahlender Sonne nichts, wenn man nicht zusätzlich im Urlaub versucht, »Bräunerekorde« durch Braten in der Sonne von Teneriffa oder Mallorca aufzustellen. »Profijogger«, die auch im Sommer jeden Tag zwei Stunden unterwegs sind, sollten ihre Laufzeit jedoch lieber in die Morgen- oder Abendstunden verlegen. Dies ist schon wegen der geringen Temperaturen angenehmer und empfiehlt sich, wie oben ausgeführt, auch wegen des Ozons.

Schwefeldioxid

Das Schwefeldioxid ist inzwischen auch dem chemischen Laien durch den sogenannten »sauren Regen« bekannt. Schwefeldioxid entsteht in Verbrennungsanlagen wie Kraft-, Heiz-, Stahlwerken und Raffinerien. Mit Wasser zusammengebracht, bildet sich die Schwefelsäure, die dann den Regen sauer macht.

Schwefeldioxid schadet, wie man weiß, zwar dem Wald, bisher werden jedoch keine Luftkonzentrationen erreicht, die beim gesunden Menschen zu Schäden führen. Anders sieht dies bei Asthmakranken aus. Bei ihnen sind schon üblicherweise in der Luft vorkommende Konzentrationen in der Lage, Asthmaanfälle auszulösen. Dies gilt für den Sporttreibenden besonders dann, wenn ein sog. Anstrengungsasthma vorliegt, wenn also die Anfälle vor allem durch sportliche Aktivität ausgelöst werden. Beim Sport wird die Atmung verstärkt. Dadurch wird mehr die Mundatmung eingesetzt, die Filterwirkung der Nasenschleimhäute, die bei der Nasenatmung das meiste Schwefeldioxid herausfiltert, entfällt.

Zusammengefaßt kann aber auch für das Schwefeldioxid und die von ihm bestimmten sogenannten sauren Aerosole festgestellt werden, daß sie ebenso wie das

Ozon bei Menschen, die dazu neigen, unter sportlicher Belastung vermehrt asthmatische Beschwerden auslösen können, daß dagegen der Lungengesunde hierdurch nicht geschädigt wird. Zumindestens ist eine Dauerschädigung bisher noch nie nachgewiesen worden. Der Asthmapatient, bei dem Beschwerden auftreten, sollte sich hiergegen schützen, entweder durch Anwendung eines Asthmasprays vor dem Sport oder durch das Meiden von Bedingungen, die bei ihm erfahrungsgemäß zu Anfällen führen. Dies sind neben der erhöhten Ozon- und Schwefeldioxidkonzentration besonders auch kalte und trockene Luft. Wenn sich diese Bedingungen addieren, also bei kalten sog. Inversionswetterlagen an klaren Wintertagen mit geringem Luftaustausch und damit erhöhter Schadstoffkonzentration, dann ist es für ihn günstiger, auf den Sport zu verzichten oder ihn in der Halle zu betreiben.

Stickstoffdioxid

Auch das Stickstoffdioxid entsteht durch Verbrennung, vor allem in Motorabgasen. Bei Gesunden ist für diesen Schadstoff bisher keine negative Auswirkung auf die Leistungsfähigkeit bekannt geworden. Allerdings spielt Stickstoffdioxid eine wichtige Rolle bei der Entstehung des Ozons. Es kann ferner bei Asthmakranken zu Reizwirkungen führen. Hier kann sich seine Wirkung mit der von Schwefeldioxid und Ozon addieren.

Kohlenmonoxid

Kohlenmonoxid (CO) entsteht immer dann, wenn Kohlenstoff unvollständig verbrannt wird. Dies ist beispielsweise der Fall in schlecht ziehenden Öfen oder auch zum Teil in Automotoren. Kohlenmonoxid bindet sich fest an den Blutfarbstoff und blockiert ihn. Die Tatsache, daß man bei hohen Kohlenmonoxidkonzentrationen sterben kann, wird immer wieder furchtbar bestätigt, wenn es zu Vergiftungen kommt, beispielsweise durch Kohleöfen oder auch durch Einleiten von Autoabgasen in das Wageninnere. Muß also auch der Jogger, der durch die Autoqualm-überfüllten Straßenschluchten der Großstadt läuft, befürchten, sich hier umzubringen?

Daß solche Ängste unbegründet sind, zeigt sich an den Rauchern, die den wichtigsten Schadstoff in unseren Industriegesellschaften, das Nikotin, freiwillig aufnehmen, denn auch beim Zigarettenrauchen entsteht Kohlenmonoxid. Dieses besetzt beim Raucher bis zu 10 % des Blutfarbstoffs und blockiert ihn damit für den Sauerstofftransport. Natürlich mindert dies seine Leistungsfähigkeit vor allem in Ausdauerbelastungen. Eine aktuelle Gefährdung entsteht hierdurch jedoch nicht. Man hat bei Joggern an verkehrsreichen Straßen nur Kohlenmonoxidkonzentrationen im Blut gemessen, die deutlich unter denjenigen liegen, die ein Raucher freiwillig auf sich nimmt.

Das heißt: Kohlenmonoxid verschlechtert zwar die Leistungsfähigkeit, eine aktuelle Gefährdung ergibt sich hieraus jedoch nicht. Hinsichtlich der Leistungsfähigkeit ist darauf hinzuweisen, daß sich dieser negative Effekt des Kohlenmonoxids unter ungünstigen Bedingungen verstärken kann, beispielsweise insbesondere in Kälte und Höhe, wenn sich etwa Autokolonnen durch Alpentäler wälzen. Hier staut sich dann das Kohlenmonoxid, wobei sich seine Wirkung durch den niedrigen Sauerstoffdruck der Höhe verstärkt. Sportler sollten auch berücksichtigen, daß sich die Bindung zwischen Hämoglobin und Kohlenmonoxid erst langsam wieder auflöst. Dies kann Stunden dauern. Der auf seine Leistung bedachte Sportler sollte daher in den letzten Stunden vor einem Wettbewerb Orte mit hoher Verkehrsdichte und vielen Auto- bzw. Industrieabgasen meiden.

Für alle besprochenen Luftschadstoffe (Ozon, Schwefeldioxid, Stickoxide und Kohlenmonoxid) kann gleichermaßen festgestellt werden, daß sie zwar die Leistungsfähigkeit verschlechtern können (speziell Ozon und Kohlenmonoxid), eine akute Gefährdung oder die Möglichkeit von Dauerschädigungen ist bisher allerdings nicht nachgewiesen worden. Es können zwar bei Menschen, die dazu neigen, kurzfristige Reizerscheinungen ausgelöst werden, wie Atemnot durch Asthma oder Augenreizungen, diese verschwinden jedoch wieder, wenn die Schadstoffbelastung aufhört. Wer zu diesem Personenkreis zählt, sollte Sport unter den Bedingungen einer hohen Schadstoffkonzentration meiden. Hierbei ist zu berücksichtigen, daß sich die Wirkung vieler dieser Faktoren addieren kann.

Dioxin

Erst vor kurzem tauchten wieder Meldungen auf, daß ein großer Teil unserer Tennis- und Kinderspielplätze dioxinverseucht sei. Dies hat erhebliche Unruhe unter Sportlern hervorgerufen, da es sich bei Dioxin um einen der gefährlichsten Giftstoffe handelt, den wir kennen (zum Vergleich: Dioxin ist tausendmal giftiger als Zyankali). Bisher ist allerdings noch kein einziger Fall von Dioxinvergiftung auf Sportplätzen nachgewiesen worden.

Was ist Dioxin? Genau genommen darf man nicht vom Dioxin sprechen, sondern von den Dioxinen, da es sich um eine Substanzgruppe verschiedener Stoffe handelt. Am bekanntesten aus dieser Gruppe ist das sogenannte Seveso-Gift. Dieses Gift wurde durch einen Chemieunfall frei und hat zu schweren Vergiftungserscheinungen geführt. Dioxine bewirken u.a. Leber- und Hautschäden, wirken krebserzeugend und bei Schwangeren schädigend auf das werdende Kind. Totgeburten oder schwere Fehlbildungen können die Folge sein.

Dioxine entstehen bei der Verbrennung von Kunststoffen, besonders von PVC, aber auch bei der industriellen Fertigung von Lösungsmitteln. In die Diskussion um den Sport kamen sie dadurch, daß sie im sogenannten »Kieselrot« enthalten waren, das dem Kupferbergbau des sauerländischen Marsberg entstammte und bis 1968 als Belag von Spiel-, Sport- und insbesondere Tennisplätzen Verwendung fand.

Wie gefährlich ist das nun für denjenigen, der sich auf solchen belasteten Sportstätten austobt? Genaues weiß man nicht. Da aber Schäden bisher noch nicht bekannt geworden sind, darf man wohl annehmen, daß Dioxin zwar hochgiftig, in der genannten Verbindung jedoch so stark eingebettet ist, daß trotz erheblicher Konzentration zuwenig freigesetzt wird, um Schäden zu bewirken. Potentiell gefährdet sind, wenn überhaupt, Kinder auf Spielplätzen. Eine entsprechende Untersuchung in der Marsberger Bevölkerung, die dem Gift ja besonders ausgesetzt gewesen sein sollte, hat keine erhöhten Dioxinkonzentrationen im Körper ergeben. Dennoch muß dann, wenn erhöhte Dioxinkonzentrationen auf Sportplätzen bekannt werden, für eine Abräumung gesorgt werden, und dies ist in der Vergangenheit auch geschehen.

Zusammenfassend kann für alle in diesem Abschnitt diskutierten Umweltschadstoffe, auch für das Dioxin, gesagt werden, daß sie zwar alles andere als gesund sind, daß gesundheitliche Schädigungen bei Sporttreibenden aber bisher nicht sicher nachgewiesen worden sind. Dies sollte man berücksichtigen, bevor man vor Angst nicht mehr auf den Sportplatz geht. Denn im Gegensatz zu den Gefahren durch die genannten Umweltschadstoffe sind die gesundheitlichen Schädigungen durch Bewegungsmangel sehr gut nachgewiesen.

6 Das ABC der wichtigsten Krankheiten aus sportmedizinischer Sicht

Während früher der Sport vor allem eine Domäne des jungen, gesunden und fitten Menschen war, treiben heute immer mehr ältere Menschen, bei denen bereits gesundheitliche Vorschädigungen vorliegen können, Sport. Darüber hinaus wird der Sport zunehmend auch als Behandlungsmöglichkeit vor allem bei chronischen Krankheiten angeboten. Der alte Glaubenssatz, der Kranke gehört ins Bett, trifft heute bestenfalls noch bei akuten schweren Erkrankungen zu, beispielsweise bei hohem Fieber oder einem frischen Herzinfarkt. Bei fast allen chronischen Krankheitszuständen ist Bewegung in irgendeiner Form sinnvoll. Wer etwa ein akutes Gelenkrheuma hat, mit schweren schmerzhaften Schwellungen der Gelenke, sollte sich möglichst ruhig verhalten. Bei chronischem Rheuma ist Bewegung dagegen günstig, um die Gelenke beweglich zu halten und die Muskulatur zu kräftigen. Ähnliche Überlegungen gelten fast bei allen Erkrankungen, auch solcher von inneren Organen.

Bei chronischen Krankheiten oder Vorschädigungen können aber auch Überbelastungen durch Bewegung schädlich sein. Im Einzelfall sollte daher das Mögliche, Sinnvolle und Notwendige mit dem Hausarzt abgesprochen werden. Dies hängt natürlich sehr von der jeweiligen Krankheit ab. Um die sinnvolle Durchführung von

Bewegung verstehen zu können, ist es daher erforderlich, auch die jeweils zugrunde liegende Krankheit zu kennen. Im folgenden wollen wir daher die wichtigsten Erkrankungen, die heute in unserer Gesellschaft eine Rolle spielen und die mit dem Sport in Beziehung stehen, in alphabetischer Reihenfolge darstellen, gwissermaßen ein kleines »Krankheits-ABC«. Dabei wird jeweils zunächst das Wesen der Krankheit erörtert, dann werden Hinweise zur optimalen Durchführung von Sport bzw. Bewegungsbehandlung gegeben.

Alkoholismus

Das Krankheitsbild

Der Alkoholismus ist eines der größten gesundheitlichen und sozialen Probleme unserer Gesellschaft, das sich allerdings häufig unter der Ebene des gesellschaftlichen Bewußtseins abspielt, da die Betroffenen versuchen, ihr Leiden zu verheimlichen. Man schätzt, daß in Deutschland ca. 3 Millionen Menschen alkoholabhängig sind. Viele verbergen ihre Krankheit nicht nur vor anderen, es dauert auch sehr lange, bis sie sich selbst die Alkoholabhängigkeit eingestehen. Alkoholismus besteht nicht nur dann, wenn man gewissermaßen ständig betrunken herumtorkelt. Auch derjenige, der regelmäßig Alkohol benötigt, um mit seinen Problemen fertig zu werden, ist alkoholabhängig. In Frühstadien spielt sich der Alkoholismus zunächst in phasenweisen Exzessen an Wochenenden ab, die sog. »Quartalssäufer«. Es folgt eine ständige Dosissteigerung, bis dann schon das Glas zum Frühstück notwendig wird, um das Zittern der Hände zu beruhigen. Die Krankheit gefährdet die soziale Position, die Familie und die Ehe.

Alkohol in vernünftigen Mengen genossen, ist aber auch ein Teil unserer Kultur und dient bis zu einem gewissen Grad sogar der Gesundheit. Die gesundheitlich vertretbare Menge an Alkohol wird mit 20 Gramm/Tag angegeben, dies entspricht etwa einem sog. »landesüblichen Maß«, also einem Glas Wein oder einem Glas Bier täglich. Tatsächlich ist in Ländern, in denen das Glas Rotwein zum Essen gehört, wie in den Mittelmeerländern, der Herzinfarkt seltener als hierzulande. Dies soll allerdings nicht heißen, daß man unbedingt Alkohol trinken muß, um gesund zu bleiben. Die Botschaft ist die, daß nicht unbedingt alles verboten ist, was Freude bringt, und gesunde Lebensführung nicht ein Leben als Säulenheiliger bedeuten muß. Alkohol*mißbrauch* führt dagegen zu Schädigungen zahlreicher Organe, insbesondere des Nervensystems, in Form von Nervenlähmungen und Gehirnschädigungen bis hin zum gefürchteten Delirium, und Leberschäden. Er führt zur Leberverfettung und schließlich zur Leberverhärtung, der Leberzirrhose. Heilung ist nur dann möglich, wenn der Betroffene sich seine Abhängigkeit selbst zugibt und den ernsthaften Entschluß faßt, damit fertig zu werden. In den seltensten Fällen wird er allerdings mit diesem Problem alleine fertig. Er sollte mit einem vertrauten Menschen, insbesondere mit seinem Ehepartner, aber auch mit dem Arzt sprechen.

Alkohol und Sport

Die Beziehungen zwischen Alkohol und Sport sind vielfältig. Leider gehört für viele der Alkohol zwangsläufig zum Sport, unter dem Motto, das Glas Bier nach dem Sport ist das Schönste daran (Abb. 21). Solange es bei einem oder zwei, notfalls auch drei Glas Bier bleibt, ist dagegen auch nichts zu sagen. Nicht selten kann dies aber

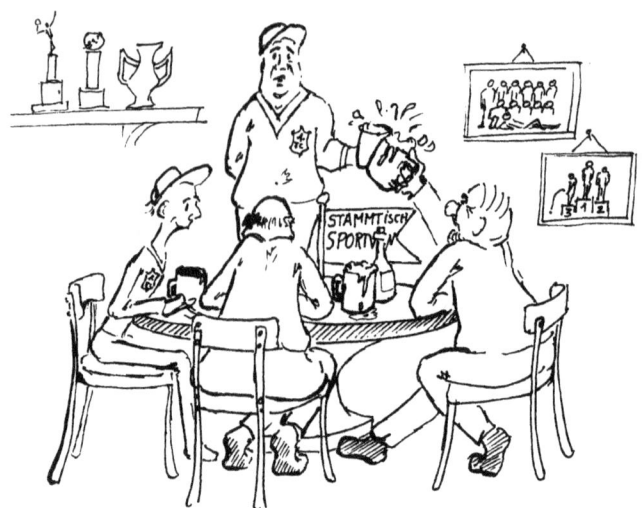

Abb. 21. Wenn Sport nur noch am Stammtisch stattfindet, dann ist er nicht mehr gesund!

auch der Einstieg in den Alkoholmißbrauch sein. Auf keinen Fall sollte Sport unter Alkoholeinfluß betrieben werden. Alkohol in höherer Konzentration ist ein Herzgift. Gleichzeitige Belastung des Herzens durch Alkohol und Sport kann zu gefährlichen Herzrhythmusstörungen bis hin zu Todesfällen führen.

Ein sehr bekanntes Beispiel ist der erste Marathonläufer, dessen Name in der Geschichte mit Pheidippides angegeben wird. Dieser brach bekanntlich in Athen tot zusammen, nachdem er nach einem 42-km-Lauf (in Wirklichkeit war die Strecke ein wenig kürzer) den Sieg bei Marathon über die Perser verkündet hatte. Die Ursache für seinen Tod war wohl weniger die hohe körperliche Belastung bei entsprechend hohen griechischen Temperaturen, sondern auch die Tatsache, daß er unterwegs von den durch die Siegesnachricht begeisterten Griechen außerhalb Athens reichlich mit Wein versorgt worden war.

Alkohol beim Sport kann darüber hinaus zum Verlust an Kontrolle der Bewegung führen und Unfälle, besonders beim Skifahren, verursachen. Für Leistungssportler ist darauf hinzuweisen, daß Alkohol in bestimmten Disziplinen auf der Dopingliste steht, ganz besonders bei den Schützen, die den Alkohol lange Zeit als »Zielwasser« benutzt haben.

Sport kann aber bei bestehendem Alkoholismus auch eine Therapiemöglichkeit sein. Es gibt bereits Gruppen von Alkoholabhängigen, die Bewegungsprogramme in ihre Behandlung miteinbeziehen.

Anfallsleiden (Epilepsie)

Das Krankheitsbild

Epileptische Anfälle können in sehr unterschiedlicher Form auftreten, vom sog. »großen Anfall«, also dem Anfall mit Krämpfen, Schaum vor dem Mund und Bewußtlosigkeit, bis hin zum »kleinen Anfall«, bei dem der Betroffene nur ganz kurzfristig »wegtritt« und dies oft selbst gar nicht bemerkt. Die Ursachen für diese Anfallsleiden sind sehr vielfältig. Die Krankheit kann erbbedingt sein, es kann sich aber auch um Hirnschädigungen als Folge von Entzündungen oder Verletzungen handeln. Nicht immer läßt sich die Ursache herausfinden. Wenn solche Anfälle auftreten, muß auf jeden Fall eine sorgfältige Untersuchung durch einen Nervenfacharzt erfolgen. Dieser wird im allgemeinen eine medikamentöse Behandlung einleiten, die die Anfälle unterdrückt.

Sport bei Anfallsleiden

Häufig wird bei Anfallsleiden aus verschiedenen Ängsten heraus kein Sport durchgeführt. Dies gilt ganz besonders für Kinder mit Anfallsleiden, denen von überängstlichen Eltern, Lehrern oder Ärzten Sport verboten wird. Einer der Gründe hierfür liegt in der Annahme, daß Anfälle durch verstärkte Atmung (Hyperventilation) willkürlich ausgelöst werden können. Dies trifft jedoch nur bei einer verstärkten Atmung *in Ruhe* zu, wobei durch die verstärkte Abgabe von Kohlensäure der Säuregrad des Körpers in den alkalischen Bereich verschoben wird und dann die Krampfanfälle ausgelöst werden können. *Beim Sport* tritt jedoch durch die Produktion von Milchsäure trotz der verstärkten Atmung eher eine Verschiebung zum sauren Bereich hin ein, die solchen Anfällen vorbeugt. Epileptische Anfälle beim Sport sind daher selten.

Ein Grund, der häufig vom Sport abhält, ist ferner die Angst, daß sich bei einem Anfall nicht nur der Erkrankte selbst verletzen kann, sondern daß er auch noch andere in Mitleidenschaft zieht. Deshalb sind Sportarten zu vermeiden, bei denen Anfälle gefährlich werden können, wie beispielsweise Schwimmen, Bergsteigen oder Diskuswurf. Auch vom Boxen und anderen Sportarten, bei denen das Gehirn zusätzlich geschädigt wird, ist unbedingt abzuraten. Dennoch sollte gerade der Patient mit einem Anfallsleiden versuchen, sich durch Sport in einer Gemeinschaft die sozialen Kontakte wieder zu holen, die er durch seine Erkrankung verloren hat. Dies gilt ganz besonders für Kinder mit Epilepsie. Voraussetzung ist im Regelfall allerdings, daß eine gute und stabile medikamentöse Einstellung erfolgt ist.

Arteriosklerose (Gefäßverkalkung)

Das Krankheitsbild

Ungefähr 50 % der Bevölkerung in allen Industrieländern, also auch in Deutschland, sterben heute an Erkrankungen des Herz-Kreislauf-Systems, davon die meisten an einer Krankheit, die in der Medizin als Arteriosklerose bezeichnet wird. Darunter wird die Einengung der Blutgefäße verstanden (s. Abb. 22), die durch die Einlagerung vor allem von Fetten in die Gefäßwand erfolgt. Hierbei spielt Cholesterin eine entscheidende Rolle. Eine eigentliche Gefäßverkalkung tritt, wenn überhaupt, erst sehr spät ein. Somit ist also der volkstümliche Ausdruck Gefäßverkalkung nicht ganz richtig. Die Reserven der Blutleitung in den Schlagadern sind sehr groß. Eine Schlagader muß schon mehr als zur Hälfte eingeengt werden, bevor der Betroffene Beschwerden angibt. Eine Störung der Durchblutung wird sich im Bereich derjenigen Organe, die vom eingeengten Gefäß versorgt werden, zunächst dann bemerkbar machen, wenn ein besonders hoher Blutbedarf besteht, also unter körperlicher oder seelischer Belastung. Dann treten beispielsweise beim Patienten mit dem Raucherbein erstmals Schmerzen in den Waden während des Laufens auf, beim Herzpatienten ein Engegefühl in der Brust. Wird die Einengung hochgradiger, bestehen Beschwerden oft auch schon in Ruhe.

Schließlich kann das Gefäß ganz verschlossen werden. Oft spielt hierbei auch die Blutgerinnung eine Rolle. Auf der nicht mehr glatten, geschädigten Gefäßoberfläche kann Blut gerinnen und das Gefäß ganz verschließen. Dies ist wichtig zum Verständnis, warum Patienten mit solchen Erkrankungen oft »Blutverdünnungs«-Medikamente, also eigentlich blutgerinnungshemmende Medikamente, erhalten. Tritt ein solcher völliger Gefäßverschluß

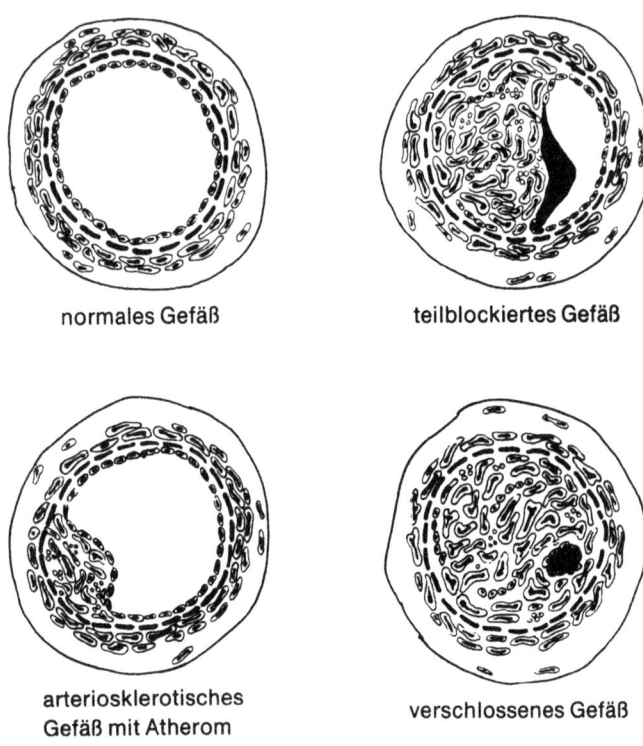

Abb. 22. Die Entstehung der Arteriosklerose.

ein, stirbt ein Teil des Organs, das versorgt werden sollte, ab. So entsteht der Herzinfarkt oder das Absterben des Raucherbeins.

Während also der Ablauf der Krankheit sehr einfach verständlich ist, trifft dies nicht für ihre *Ursachen* zu. Wir kennen eine Fülle von Faktoren, die die Entstehung der Erkrankung begünstigen, ganz besonders Rauchen, Bluthochdruck und erhöhte Blutfette. Es gibt jedoch durchaus Menschen, die keine dieser Risikofaktoren haben und trotzdem eine hochgradige Gefäßverkalkung entwickeln. Mit letzter Sicherheit läßt sich die Entstehung der Erkrankung weder vorhersagen noch verhindern. Allerdings sind diese Ausnahmen eher selten. Die meisten der Faktoren, die zur Gefäßverkalkung beitragen, sind bekannt und zum großen Teil vermeidbar. Wer gesund leben und gesund Sport treiben will, sollte daher die wichtigsten dieser *Risikofaktoren* kennen, um sie vermeiden zu können.

Zunächst gibt es eine Gruppe von *persönlichkeitsbezogenen Risikofaktoren,* die man nicht ändern kann. Ein wichtiger Risiko- bzw. Schutzfaktor ist das *Geschlecht.* Männer bekommen häufiger Herzinfarkte als Frauen. Die höhere Lebenserwartung der Frau, zur Zeit 79 Jahre gegenüber dem Mann mit 72 Jahren, erklärt sich mit ihrer geringeren Anfälligkeit für Arteriosklerose. Dies hängt mit den Geschlechtshormonen zusammen. Ein weiterer Risikofaktor ist das *Lebensalter.* Je älter man wird, um so länger wirken bestimmte schädigende Faktoren ein, um so häufiger treten solche Erkrankungen auf. Unter ungünstigen Bedingungen können aber auch schon 20jährige an einem Herzinfarkt erkranken, während umgekehrt 80jährige und noch ältere weitgehend »völlig saubere Gefäße« haben können. »Der Mensch ist so alt wie seine Gefäße«, sagt zu Recht der Titel eines bekannten Buches. Arteriosklerose ist kein zwangsläufiges Schicksal, man kann auch bis ins hohe Alter seine Gefäße offen halten.

Es gibt noch zahlreiche persönlichkeitsgebundene Faktoren. So bekommen beispielsweise kleinere Menschen häufiger einen Herzinfarkt als große. Möglicherweise gibt es auch rassische Faktoren. Bei bestimmten Völkern ist der Herzinfarkt deutlich häufiger als bei anderen. Interessanterweise gehören die Finnen zu denjenigen Nationen, die den höchsten Prozentsatz an Herzinfarkt-Todesfällen haben. Die Japaner dagegen gehören zu denjenigen, die die höchste Lebenserwartung und die geringste Herzinfarktrate aufweisen. Diese Beobachtungen könnten die Meinung von rassischen Faktoren unterstützen. Es gibt zwischen diesen Nationen aber auch auffällige Unterschiede in den Lebensgewohnheiten. Die Finnen leben unter den extremen Bedingungen des kalten Nordens; Alkohol- und Nikotinmißbrauch sind hier besonders weit verbreitet. Die Japaner ernähren sich besonders vernünftig; ihre Ernährung basiert vor allem auf Reis und Fisch, ernährungsphysiologisch besonders zu begrüßen. Auch die Mittelmeerländer, wie Italien, Griechenland, Türkei, beugen mit ihren vernünftigen Essensgewohnheiten dem Herzinfarkt vor (viele Kohlenhydrate wie Nudeln und Reis, weniger Fleisch, viele Pflanzenöle) und haben auch tatsächlich eine niedrige Infarktrate. Letztlich zeigen diese Unterschiede die Bedeutung einer vernünftigen Lebensführung.

Da man an der Tatsache, ob man jung, alt, Deutscher oder Japaner, Frau oder Mann ist, ja sowieso nichts ändern kann, soll im folgenden intensiver auf die Gruppe von Risikofaktoren eingegangen werden, die unserer Verantwortung und Kontrolle in besonderer Art und Weise unterworfen ist.

Zahlreiche Faktoren sind verhaltensbedingt, man kann sie als *äußere Faktoren* bezeichnen. Die wichtigsten dieser äußeren Risikofaktoren sind zweifelsohne das Rauchen und die Fehlernährung und nicht, wie dies häufig in den Vordergrund gestellt wird, der *Streß*. Es ist interessant, daß gerade in Japan, dem Land, in dem auf der Welt wohl am intensivsten gearbeitet wird und in dem die Bevölkerung sehr eng gepackt und streßvoll zusammenwohnt, die Herzinfarktrate am niedrigsten unter den Industrieländern auf der Welt und die Lebenserwartung am höchsten ist!

Das *Zigarettenrauchen* verdoppelt die Wahrscheinlichkeit, an einem Herzinfarkt zu erkranken. Die Tatsache, daß bei uns meist der Streß in den Vordergrund, das

Rauchen aber eher verdrängt wird, hängt damit zusammen, daß es gewissermaßen ehrenvoll ist, als Folge von Streß zu erkranken. Man beweist damit seine berufliche Leistungsfähigkeit, seine Stellung in der Gesellschaft. Wer raucht, ist gewissermaßen »selbst dran schuld«. Der Herzinfarkt wurde früher häufig als »Managerkrankheit« bezeichnet, unter der Vorstellung, daß Leute, bei denen dauernd das Telefon klingelt, eher am Herzinfarkt sterben. Das Gegenteil ist der Fall! Manager, also Personen, die sich aufgrund ihrer Tüchtigkeit und Intelligenz ganz nach vorne gearbeitet haben, sind oft auch intelligent genug, nicht zu rauchen und sich vernünftig zu ernähren! Die Herzinfarktrate ist in dieser Schicht deutlich niedriger als im Bevölkerungsdurchschnitt und bei niederen sozialen Schichten.

Auch die Einnahme der *Pille* kann das Risiko für einen Herzinfarkt erhöhen. Bei dem aber sowieso sehr geringen Infarktrisiko junger Frauen sind solche Fälle sehr selten. Allerdings sollte die Kombination mit anderen Risikofaktoren – Rauchen, Fettstoffwechselstörungen, Bluthochdruck – vermieden werden. Frauen, die diese Risikofaktoren haben, sollten also andere Verhütungsmittel anwenden bzw. vom Partner anwenden lassen.

Über die *Fehlernährung* existieren oft falsche Vorstellungen. Unsere Ernährungsdefizite bestehen nicht etwa in Vitaminmangel etc. *Unsere Ernährung ist ganz einfach zu fett und wir essen zuviel!* Hierdurch steigen die Blutfettwerte; über das Übergewicht wird die Entstehung des Bluthochdrucks begünstigt, ebenso die Zuckerkrankheit (s. entsprechende Stichwörter).

> Vernünftige Ernährung bedeutet Umstellung von einer vorwiegend fleisch- und damit fettorientierten Ernährung auf eine überwiegend pflanzlich orientierte kohlenhydratreiche Ernährung.

Pflanzen enthalten viel Kohlenhydrate, wenig Eiweiß und Fett und damit auch weniger Kalorien. Soweit Fette in Pflanzen vorhanden sind, handelt es sich vor allem um ungesättigte Fette, die Arteriosklerose eher verhindern als sie entstehen lassen. Durch die in den Pflanzen enthaltenen Faserstoffe wird gleichzeitig ein weiteres Problem beseitigt, das Fehlen von sog. *Ballaststoffen.* Unsere allzu stark gereinigte Nahrung bringt es mit sich, daß der Darm kaum noch arbeiten muß. Dies führt zu der Zunahme des *Dickdarmkrebses.* Die Kartoffel gehört »auf den Tisch, nicht in den Keller«. Sie sollte nicht Beilage zum Fleisch sein, sondern umgekehrt, das kleine Stück Fleisch Beilage zur Kartoffel, zum Reis, zu den Nudeln, wie es in Mittelmeerländern üblich ist.

Der Eiweißbedarf sollte eher durch Fisch als durch Fleisch gedeckt werden, wobei besonders dem Seefisch gesundheitliche Bedeutung zukommt. Seefisch enthält das sog. *Lachsöl,* eine ungesättigte Fettsäure (Eikosapentaensäure), die dem Herzinfarkt vorbeugt. Mindestens 2 Fischmahlzeiten pro Woche sind also sinnvoll. Allerdings enthält der Seefisch nur die gesunden Fettsäuren, die er über Meereslebewesen im Plankton aufnimmt. Es muß nicht der teure Lachs sein, der, wenn er aus Zuchtfarmen stammt, gar nicht mehr gesund ist, sondern Seefisch wie Kabeljau, Dorsch usw. Die höchsten Lachsölwerte enthalten Makrelen.

Weitere Risikofaktoren, die mit der Lebensführung zusammenhängen, sind *Übergewicht* (siehe dort) und *Bewegungsmangel.*

Der Genuß von Kaffee oder Alkohol in mäßigen Mengen (s. Alkoholismus) bedeuten dagegen kein erhöhtes Risiko. Es stimmt also gar nicht, daß vernünftiges Leben nur Verzicht bedeutet. Im Gegenteil, gesundheitsbewußte Lebensführung ist eine Bereicherung an Lebensqualität, z. B. auch durch die Freude an sportlichen Aktivitäten. Auch eine vernünftige Ernährung, wie sie oben geschildert wurde, wird nach der Umstellungsphase nicht als Verzicht sondern als Bereicherung empfunden.

Andere Risikofaktoren sind sog. *innere Risikofaktoren*. Die häufigsten sind Bluthochdruck, Fettstoffwechselstörung und Zuckerkrankheit. Aber auch aus diesen Erkrankungen muß nicht zwangsläufig Arteriosklerose entstehen. Je besser die Grundkrankheit behandelt wird, um so geringer wird das Risiko.

Als Folge der Arteriosklerose entstehen eine Reihe von typischen *Krankheitsbildern*, besonders der Herzinfarkt und der Schlaganfall. Beide machen zusammen 2/3 der Todesfälle an Herz-Kreislauf-Erkrankungen aus. Beim *Herzinfarkt* (s. dort) kommt es zu einer Einengung derjenigen Schlagadern, die den Herzmuskel versorgen, der Koronararterien. Entsprechend spricht man von der *koronaren Herzkrankheit*. Beim *Schlaganfall* (s. dort) verändern sich die Gehirngefäße. Diese können dann irgendwann reißen, es entsteht der Schlaganfall als Folge einer Blutung ins Gehirn. Die dritte große Gruppe, das *Raucherbein* (s. dort), ist das Ergebnis einer Schlagaderveränderung im Bereich der Beine. Im Prinzip können auch alle anderen Schlagadern verändert werden, was aber relativ selten passiert.

Sport und Arteriosklerose

Was haben nun Sport und Arteriosklerose miteinander zu tun? Kann Sport die Entstehung der Arteriosklerose verhindern? Der Fachmann spricht von »Primärprävention«. Zunächst einmal wird *Bewegungsmangel* als ein Risikofaktor in der Entstehung der Schlagaderverkalkung angesehen. Dieser muß allerdings nicht überschätzt werden. Menschen mit sonst geringem Risiko müssen keineswegs fürchten, an einem Herzinfarkt zu erkranken, wenn sie sich wenig sportlich bewegen. Man kann aber andererseits davon ausgehen, daß sportliche Aktivität vor den genannten Risikofaktoren schützt. Sport vermindert das Körpergewicht, senkt auf diesem Wege den Blutdruck, beeinflußt Zuckerkrankheit und Fettstoffwechselstörungen positiv (s. entsprechende Stichworte).

Einen eigenständigen Risikofaktor stellt das Rauchen dar. Wer so vernünftig ist, um seiner Gesundheit willen Sport zu treiben, sollte konsequenterweise dann auch das Rauchen lassen (übrigens auch, wenn er keinen Sport treibt!). Sport kann so zu erhöhtem Gesundheitsbewußtsein und damit zur positiven Beeinflussung verhaltensabhängiger Risikofaktoren beitragen.

Auch wenn sich schon eine ausgeprägte Gefäßverkalkung ausgebildet hat, die etwa zu einem Herzinfarkt, zu einem ausgeprägten Raucherbein oder zu einem Schlaganfall geführt hat, wirkt sich sportliche Aktivität sehr vorteilhaft aus. Dies haben vor allem die ambulanten Herzgruppen erkannt: Patienten nach einem Herzinfarkt oder nach einer Herzoperation treiben in speziell überwachten Gruppen Sport. Obwohl und gerade weil hier gewissermaßen »das Kind schon in den Brunnen gefallen ist«, wirkt sich körperliche Aktivität positiv aus. Die Risikofaktoren, die zu der Erkrankung geführt haben, bestehen ja fort. Der Sport wirkt einer Verschlimmerung der Erkrankung entgegen. Der Fachausdruck lautet *Zweitprävention*. Außerdem hilft der Sport in diesen Fällen auch, die krankheitsbedingte Leistungseinschränkung zu überwinden.

In welcher Form sollte zur Verhinderung der Entstehung oder der Verschlimmerung einer Gefäßverkalkung Sport betrieben werden? Mehr oder minder hängen alle Risikofaktoren vom Stoffwechsel ab (ausgenommen das Rauchen und die persönlichkeitsbezogenen Risiko-

Tabelle 1. Durchschnittlicher Kalorienverbrauch pro 10 Minuten Sport.

Sportart	Kalorienverbrauch
Kegeln	35
Wasserski	70
Tennis	80
Badminton	80
Tischtennis	53
Bergsteigen	80
Fechten	100
Handball	140
Basketball	140
Trampolin	140
Ringen, Judo	140
Rudern (50 m/min)	20–30
Kanu (125 m/min)	83
Paddeln (125 m/min)	63
Tanzen	
– Foxtrott	60
– Wiener Walzer	70
– Rumba	70
Laufen	
– 9 km/h	100
– 12 km/h	114
– 15 km/h	131
Gehen	
– 4 km/h	31
– 6 km/h	53
Golf	40–55
Radfahren	
– 10 km/h	28
– 20 km/h	78
Schwimmen	
– Brust (50 m/min)	113
– Rücken (25 m/min)	70
– Kraul (50 m/min)	140
– Delphin (50 m/min)	143
Eishockey	200–270
Fußball	230–280
Volleyball	73

Tabelle 1. Fortsetzung.

Skilaufen	
– Langlauf 6 km/h	112
– Langlauf 10 km/h	151
– Langlauf 14 km/h	231
– Abfahrt-Schuß	87
– Slalom	229
Schlittschuhlauf	
– 12 km/h	47
– 15 km/h	62
– 21 km/h	104
– Eiskunstlauf je nach Form	50–250

faktoren). Sportliche Aktivität erhöht den Stoffwechsel. Am günstigsten sind daher *Ausdauerbelastungen* mit niedriger Intensität, wie Laufen, Radfahren, Schwimmen, Skilanglauf etc., die lange durchgehalten werden und damit zu einem hohen Kalorienumsatz führen (s. Stichworte Ausdauerbelastungen). Hinsichtlich des *Umfangs* geht man heute davon aus, daß optimal täglich 300–400 Kilokalorien pro Tag durch körperliche Belastung verbraucht werden sollten. Wie aus den Tabellen 1 und 2 hervorgeht, entspricht dies etwa täglich einem Lauf von 5 km bzw., je nach Leistungsfähigkeit, einem flotten Joggen von 30–40 Minuten oder einem strammen Spaziergang von 1–1 1/2 Stunde. Wer nicht joggen will, kann eine andere Sportart wählen. Entscheidend ist der Kalorienverbrauch. In diese Berechnung können auch die *körperlichen Aktivitäten im Alltag* außerhalb des Sports einbezogen werden. Wer sich im Alltag viel bewegt, kann den erforderlichen Energieverbrauch durch Sport in etwa halbieren.

Körperliche Aktivität muß nicht unbedingt Sport sein. Im Alltag gibt es immer wieder Gelegenheit, sich zu bewegen, statt ruhig zu verharren.

Tabelle 2. Kalorienverbrauch pro 10 Minuten Sport bzw. anderer körperlicher Tätigkeit in Abhängigkeit vom Körpergewicht. Besonders bei Sportarten, bei denen die Bewegungstechnik eine große Rolle spielt (z.B. Schwimmen und Spielsportarten), stellen diese Angaben allerdings nur Mittelwerte mit großen Streubreiten dar.

Tätigkeit	Körpergewicht (kg)				
	55–60	65–70	80	90	110–115
Sitzen	10	12	14	16	20
Hausarbeit	34	41	47	53	68
Treppensteigen					
– abwärts	56	67	78	88	111
– aufwärts	146	175	202	229	288
Gehen					
– 3 km/h	29	35	40	46	58
– 6 km/h	52	62	72	81	102
Joggen (10 km/h)	118	141	164	187	232
Radfahren					
– 10 km/h	42	50	58	67	83
– 21 km/h	89	107	124	142	178
Grasmähen					
– mit Motormäher	34	41	47	53	67
– mit der Hand	38	45	52	58	74
Holzhacken	60	73	84	96	121
Kegeln	56	67	78	90	111
Tanzen					
– mäßig	35	42	48	55	69
– heftig	48	57	66	75	94
Golf	33	40	48	55	68
Skilanglauf	98	117	138	158	194
Schwimmen (Kraul, langsam)	40	48	56	63	80

Was sollten Sie tun, um Ihre Gefäße offen zu halten?

Gesundheit gibt es nicht auf Krankenschein! Sie müssen sie sich aktiv erhalten und erwerben.

Gesund sein heißt, nicht rauchen, insbesondere keine Zigaretten.

Seien Sie für Ihre Gesundheit *aktiv!*

Im Alltag: Benutzen Sie Fahrrad statt Auto, Treppen statt Fahrstuhl; parken Sie Ihr Auto so weit als möglich vom Zielort entfernt, gehen Sie in der Mittagspause spazieren etc.

Im Sport: Optimal sind 30–40 Minuten Laufen, dreimal pro Woche oder mehr über eine Strecke von ca. 5 km, ersatzweise ein entsprechend weiter Spaziergang oder auch andere Sportformen.

Vernünftige Ernährung schmeckt bald besser als unsere Durchschnittsernährung! Wichtig ist: weniger Kalorien, weniger Fett, Umstellung von einer fleisch-, fettorientierten auf eine pflanzenorientierte Ernährung, am besten 1 bis 2 Seefischmahlzeiten pro Woche. Achten Sie auf möglichst viele ungesättigte Fettsäuren, also vor allem Pflanzenöle. Merke: Essen und Trimmen,

Lassen Sie sich gelegentlich auf eventuelle *Risikofaktoren* wie Hochdruck, Zuckerkrankheit und Fettstoffwechselstörungen untersuchen, und wenn sie vorliegen, lassen Sie sie konsequent behandeln! Versuchen Sie zunächst, diese Erkrankungen durch eine vernünftige Lebensführung in den Griff zu bekommen, bevor Sie eine medikamentöse Behandlung beginnen.

Asthma

Das Krankheitsbild

An Asthma leiden 5–7 % der Bevölkerung. Ganz besonders betrifft es Kinder und Jugendliche, so daß der Prozentsatz in dieser Gruppe noch höher ist. Grob geschätzt kann man also davon ausgehen, daß jedes 10. bis 20. Kind unter Asthma leidet. Die zunehmende Tendenz erklärt sich durch die Anreicherung von Schadstoffen in der Luft. Diese können bei entsprechender Neigung die typischen Zustände von Atemnot auslösen, die das Asthma ausmachen. Ursächlich hierfür ist eine Übererregbarkeit der Luftwege in der Lunge, der sog. Bronchien. Der Auslösemechanismus ist im einzelnen unterschiedlich. Oft reagieren Asthmakranke ganz spezifisch (allergisch) auf bestimmte Reizstoffe, wie Nahrungsmittel (Milch, Erdbeeren, Fisch), Tierhaare, Bettfedern, Hausstaub etc. Oft sind es bei entsprechender Neigung aber auch unspezifische Reize wie Zigarettenrauch, Kälte, Feuchtigkeit, Umweltschadstoffe. Nicht selten kommt eine psychische Komponente hinzu. Asthmakranke sind häufig besonders sensibel. Sie haben Angst vor den Anfällen. Diese Angst begünstigt den Auslösemechanismus. Asthmakranke neigen auch sonst zu Überempfindlichkeiten. Nicht selten beginnen asthmakranke Kinder ihre Leidensgeschichte mit Überempfindlichkeiten im Bereich der Haut (»Milchschorf«), später prägt sich dann das Asthma aus, das sich in fortgeschrittenerem Lebensalter oft wieder verliert.

Asthma und Sport

Die Beziehungen von Asthma und Sport sind gerade im Kindes- und Jugendalter sehr wichtig. Asthmaanfälle können häufig durch körperliche Belastungen ausgelöst werden. Unter Belastung kommt es zu einer verstärkten Atmung, die Bronchien kühlen aus; dies kann dann der Auslösefaktor für einen Asthmaanfall sein. Man spricht auch von einem *Anstrengungsasthma*. Die betroffenen Kinder meiden deshalb körperliche Belastungen, da sie aus Erfahrung wissen, daß dies zu Atemnot führt. Ganz besonders werden sie aber zusätzlich von ängstlichen, oft aber auch überängstlichen Eltern vom Sport ferngehalten. Auch Lehrer tendieren gelegentlich aus Sicherheitsgründen dazu, solche Kinder aus dem Sportunterricht auszuschließen, um sich Probleme zu ersparen. Hierdurch wird ein negativer Kreislauf in Gang gesetzt. Das Kind erfährt, daß es »so krank ist«, daß es nicht am Sportunterricht teilnehmen darf, es »kultiviert seine Krankheit«. Der Krankheitsmechanismus, der auch sehr stark von psychischen Faktoren beeinflußt wird, wird verstärkt.

Viel wichtiger wäre es gerade für diese Kinder, in geeigneter Form am Sport teilzunehmen. Sicher gibt es Asthmazustände, die so schwer sind, daß man vom Sport abraten muß. Bei leichtem bis mittelschwerem Asthma wirkt sich dagegen körperliche Belastung sehr günstig aus. Durch Sport kann man Asthma zwar nicht heilen, der Sport wirkt sich aber indirekt sehr vorteilhaft aus. Das Kind, und ganz besonders seine Eltern, lernen, daß es so krank eigentlich gar nicht sein kann, wenn es am Sport teilnehmen darf. Die sportliche Tätigkeit steigert die Abwehrkräfte und verleiht Schutz gegenüber Infektionen, die Asthmaanfälle auslösen können. Die gekräftigte Atemmuskulatur hilft, den Widerstand in den Atemwegen besser zu überwinden. Ein typisches Beispiel hierfür ist Dawn Fraser, eine australische Schwimmerin, die trotz einer Asthmaerkrankung an drei aufeinanderfolgenden Olympischen Spielen eine Goldmedaille gewann. Ihr Hausarzt riet ihr, gerade wegen des Asthmas zu schwimmen! Auch Mark Spitz, siebenfacher Goldmedaillengewinner in München im Schwimmen, litt unter Asthma! Diese Beispiele sind typisch, denn gerade *Schwimmen* kann für Asthmakranke besonders empfohlen werden.

In dem Zwiespalt, daß Sport einerseits Asthmaanfälle auslösen kann, sich aber andererseits sehr positiv auswirkt, ist es für Asthmapatienten besonders wichtig, die *Mechanismen zu kennen, die unter körperlicher Belastung die Atemnot auslösen.* Wie bereits erwähnt, wird die Atemnot durch die Auskühlung der Bronchien ausgelöst. Hierzu tragen folgende Faktoren bei:

- Die Intensität der Belastung: je intensiver, desto reizwirksamer.
- Die Dauer der Belastung: je länger, desto reizwirksamer.
- Die Lufttemperatur: je kälter, desto reizwirksamer.
- Die Luftfeuchtigkeit: die Ausatemluft wird angefeuchtet. Dies bedeutet, daß unter verstärkter Atmung in der Lunge mehr Wasser verdampft, und Verdunstung erzeugt Kühle. Trockene Luft ist also reizwirksamer als feuchte Luft.

Dies erklärt, warum gerade Schwimmen für Asthmakranke so günstig ist. Über dem warmen Wasser (die Temperatur sollte optimal bei 27–30° liegen) bildet sich eine wasserdampfgesättigte Luftschicht, die Atemluft wird stets warm und feucht gehalten. Außerdem kräftigt das Schwimmen, besonders das Brustschwimmen, die Muskulatur der Arme und des Brustkorbs und somit die Atemmuskulatur.

Besonders ungünstig sind dagegen Belastungen mit mittlerer Intensität, die über längere Zeit hinweg durchgehalten werden. Theoretisch ist der *Skilanglauf* die ungünstigste Belastungsform für Asthmakranke, da er über eine längere Zeit in relativ kalter Luft ausgeübt wird. Auch *Joggen* ist weniger günstig. Dies bedeutet aber nicht, daß Asthmakranke nicht joggen oder skilanglaufen sollten! Wenn sie dies problemlos durchführen können, gibt es keinen Grund, ihnen davon abzuraten. Werden Anfälle ausgelöst, kann man mit einer Atemmaske, ähnlich wie Narkoseärzte sie benutzen, vorbeugen, da die rückgeatmete Luft erwärmt ist.

Gut geeignet sind auch Sportarten mit intervallartigen Belastungen, da hier die einzelnen Belastungsphasen zu kurz sind, um Anfälle auszulösen. Das sind *Leichtathletik*, aber auch Einzel- und Mannschaftsspiele wie *Tennis, Handball, Basketball, Volleyball* etc. All dies sind typische »Schulsportarten«, an denen das Kind und der Jugendliche mit Asthma meist problemlos teilnehmen können. Es sind auch Belastungsformen, die von ihnen gerne ausgeübt werden. Im gemeinsamen Spiel und teilweise auch Wettbewerb mit Gleichaltrigen lernen sie, ihre Krankheit zu überwinden.

Falls dennoch Asthmaanfälle mit Atemnot ausgelöst werden, kann ein Asthmamittel helfen. Dies sollte mit dem Arzt besprochen werden.

Bandscheibenschäden

Das Krankheitsbild

Schäden im Bereich der Wirbelsäule gehören zu den häufigsten Zivilisationskrankheiten. Kaum ein Erwachsener, der nicht mehr oder minder ausgeprägt unter Rükkenschmerzen leidet! Die Ursache hierfür ist eine typische menschliche Eigenschaft, der aufrechte Gang! Im Vergleich zu unseren Vorfahren im Tierreich, die sich auf allen Vieren fortbewegen, haben wir uns aufgerichtet, um

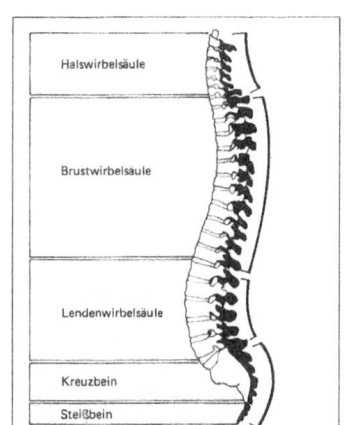

Abb. 23. Unsere Wirbelsäule ist ein Meisterwerk der Ingenieurskunst der Natur, aufgebaut aus 24 Einzelknochen (Wirbeln), verbunden durch die Bandscheiben.

die Arme freizumachen. Zusätzlich haben wir unseren Zentralcomputer, das Gehirn, aufgebläht, um die Arme und die hierdurch gewonnenen Fähigkeiten auch sinnvoll einsetzen zu können. Die Natur hat geniale Ingenieurskünste aufgewandt, um die sich hieraus ergebenden statistischen Probleme zu lösen. Der Zentralcomputer wird auf einer raffiniert gestalteten Achse, der *Wirbelsäule* (Abb. 23), getragen. Sie besteht aus 24 Einzelknochen, die untereinander durch verformbare Knorpelscheiben verbunden sind. Innerhalb dieser Knorpelscheiben (Bandscheiben) findet sich jeweils ein elastischer Bandscheibenkern, um Stöße abzufangen. Um die trotzdem zu erwartenden Spannungen zu vermindern, hat die Natur diesen Stab kunstvoll in drei Biegungen, zwei nach vorne und eine nach hinten, gestaltet. Er wird von einer aufwendig zusammengesetzten Muskulatur gehalten, gestützt und in allen drei Ebenen des Raumes bewegt.

Diese biotechnische Meisterleistung der Natur wird vom Menschen sehr häufig sträflichst behandelt. Unsere zivilisierten Lebensformen führen dazu, daß die auf Bewegung hin konstruierte Wirbelsäule meist in eine

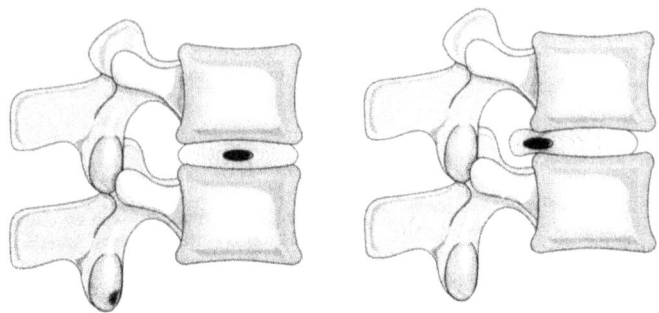

Abb. 24a. Normale Lage der Bandscheibe zwischen 2 Wirbelkörpern. **b** Bandscheibenvorfall: Der Gallertkern der Bandscheibe ist teilweise aus dem Raum zwischen den Wirbelkörpern herausgetreten und drückt direkt auf das Rückenmark bzw. die Nervenwurzeln.

Zwangshaltung gebracht wird und dort verweilt. Wir sitzen am Schreibtisch, im Auto, vor dem Fernseher. Zu dieser allgemeinen Grundhaltung kommen zahlreiche individuelle Fehler. Die Wirbelsäule wird fehlbelastet z. B. durch völlig unnötiges Zusatzgewicht in Form von Bauchfett, durch falsche Schuhe mit hohen Absätzen, durch die das Körpergewicht ständig nach vorne gekippt wird, und durch mangelndes Ausgleichstraining! All dies führt dazu, daß die Wirbel überlastet und fehlbelastet werden. Die Faserknorpelsubstanz der Bandscheiben degeneriert, schließlich wird bei einer plötzlichen Wirbelsäulenbewegung durch die zerfaserte Bandscheibe der Kern nach hinten gegen die Nerven des Rückenmarks durchgedrückt; das ist der gefürchtete *Bandscheibenvorfall*. Im Röntgenbild sieht man oft abenteuerliche Verformungen der Wirbelsäule, die versucht, durch Knochenanbau die verminderte Belastbarkeit der Bandscheibe auszugleichen. Die Folgen dieser Veränderung sind chronische Nervenreizungen, die sich als Rückenschmerzen bemerkbar machen, oder auch akut auftretende Nervenreizungen, im Bereich der Lendenwirbelsäule als *Hexenschuß* bekannt, wenn sie den Ischiasnerven betreffen als *Ischias* (Abb. 24).

Bandscheibenschäden und Sport

Einer Verformung der Wirbelsäule kann man nicht früh genug vorbeugen. Das wichtigste Grundprinzip besteht darin, Schädigungen der Wirbelsäule zu vermeiden und gleichzeitig die Muskulatur, die die Wirbelsäule schützt, aufzubauen. Die Muskulatur wird durch entsprechenden Sport gestärkt, wobei Überbelastungen zu vermeiden sind. Eine Wirbelsäulengymnastik sollte grundsätzlich jeden Sport begleiten. Unvernünftig betriebener Sport kann seinerseits wiederum die Wirbelsäule schädigen, etwa im *Kunstturnen,* beim *Gewichtheben* oder *Rudern,* besonders dann, wenn in zu jungen Jahren mit Kraftbelastungen begonnen wird (s. S. 40). Jedoch ist der Grund für eine Wirbelsäulenverformung in den seltensten Fällen der Sport, viel eher – in 99 % der Fälle – weil zu wenig Sport betrieben wird.

Bereits im Kindesalter kann die Wirbelsäule durch viel Bewegung in kindgerechter und spielerischer Form geschützt werden. Für Erwachsene, die bereits unter Rückenschmerzen leiden und mit sportlichen Aktivitäten beginnen wollen, ist eine gezielte Wirbelsäulengymnastik, die die Wirbelsäulenmuskulatur kräftigt, um so wichtiger.

Auch richtiges Sitzen, Stehen und Gehen will dabei gelernt werden, im Sinne der sich zunehmend verbreitenden *Rückenschulen.* Als Belastungsform eignen sich ganz besonders sog. *isometrische Übungen,* also Anspannungen der Muskulatur. Die ideale Sportart für die Wirbelsäule ist das *Schwimmen* in verhältnismäßig warmem

Wasser. Ein eventuelles Übergewicht wird vom Wasser getragen, warmes Wasser löst Verspannungen der Muskulatur. Für die Wirbelsäule ist Kraulen oder Rückenschwimmen die optimale Technik, da hierbei die Halswirbelsäule nicht überstreckt wird, im Gegensatz zum Brustschwimmen, bei dem der Kopf in den Nacken geschoben und damit die Halswirbelsäule abgeknickt wird. Diese Haltung kann Wirbelsäulenbeschwerden verstärken. Alternativ kommt bei älteren Menschen Seitenschwimmen in Frage (s. Stichwort Schwimmen).

Aber auch diejenigen, die nicht schwimmen können, sollten ins Wasser! Durch eine Wassergymnastik wird der gleiche Zweck erreicht. Das sonst für alles empfohlene Heilmittel *Jogging* ist für Wirbelsäulenpatienten dagegen oft weniger geeignet, da die Wirbelsäule beim Laufen gestaucht werden kann. Jedoch gilt auch hier wieder: Wirbelsäulenpatienten, die etwas für ihren Kreislauf tun wollen, können so lange laufen, wie sie keine Beschwerden haben. Als Alternative zum Laufen bietet sich auch das Radfahren an.

Blutdruck (zu niedriger)

Das »Krankheitsbild«

Krankheitsbild ist hier bewußt in Anführungszeichen gesetzt worden, denn im allgemeinen ist ein niedriger Blutdruck keine Krankheit, sondern eine »gute Lebensversicherung«. Während ein erhöhter Blutdruck (siehe Bluthochdruck) die Gefäße schädigen kann, so entlastet sie ein niedriger Druck. Oft werden zu Unrecht alle möglichen Beschwerden, wie Müdigkeit, Antriebslosigkeit, Startschwierigkeiten am frühen Morgen, auf den niedrigen Blutdruck zurückgeführt, die sich in ähnlicher

Form auch bei vielen anderen Menschen mit ganz normalem Blutdruck oder sogar mit erhöhten Werten beobachten lassen.

Von einem niedrigen oder zu niedrigen Blutdruck spricht man, wenn der obere Wert bei Männern unter 110 und bei Frauen unter 100 mm Hg liegt, der untere für beide unter 60 mm Hg. Zahlreiche Menschen haben niedrige Blutdruckwerte ohne die geringsten Probleme. Dies gilt ganz besonders auch für Sporttreibende. In manchen Fällen können allerdings niedrige Blutdruckwerte Beschwerden auslösen, wie sie oben geschildert wurden. Relativ charakteristisch sind Anpassungsschwierigkeiten des Kreislaufs an Stellungswechsel, beispielsweise Schwindelerscheinungen bis hin zur Ohnmacht beim plötzlichen Aufstehen. Dann fließt nicht genug Blut aus den Beinen zurück, das Herz hat nicht genug Blut zum Pumpen, das Gehirn wird unterversorgt. In ganz seltenen Fällen kann ein niedriger Blutdruck wirklich Krankheitswert besitzen, dann, wenn er als Folge anderer Erkrankungen auftritt, beispielsweise bei zu engen Herzklappen, die es dem Herzen nicht erlauben, hinreichend Blut in den Kreislauf zu pumpen, oder auch bei manchen Funktionsstörungen von Drüsen.

Sport bei zu niedrigem Blutdruck

Sport ist ein hervorragendes Mittel, dem niedrigen Blutdruck »auf die Sprünge zu helfen«. Unter körperlicher Aktivität steigt der Blutdruck an. Der Kreislauf gewöhnt sich gewissermaßen wieder daran, Drucksteigerungen zu produzieren.

Man wird bei niedrigem Blutdruck besonders solche Sportarten empfehlen, die den Blutdruck in die Höhe treiben (Abb. 25). Das sind vor allem Belastungen, bei

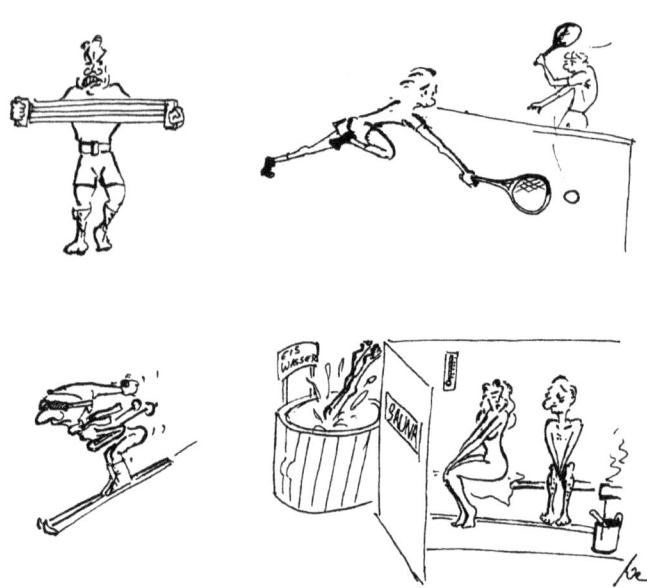

Abb. 25. Sportarten, die den Blutdruck ansteigen lassen.

denen Krafteinsatz erforderlich ist oder der psychische Streß den Druck steigert, sowie Belastungen, die mit Kältereizen verbunden sind. Günstig sind also Kraftsportarten oder Muskeltraining in einem *Fitneß-Studio*, Spiele wie Mannschaftsspiele oder Tennis sowie Schwimmen vor allem in kälterem Wasser. Für Niedrigdruckpatienten ist die *Sauna* mit dem Sprung ins eiskalte Wasser günstig, da sie hierdurch gewissermaßen ihrem zu trägen Blutdruck beibringen, kräftig in die Höhe zu steigen. Auch Wintersportarten wie *Skifahren* sind für sie geeignet. Bei niedrigem Blutdruck entstehen jedoch gelegentlich Probleme beim raschen Aufsteigen durch Gondelfahrten. Hier können Schwindelerscheinungen und Kreislaufkollapszustände auftreten. Wer dazu neigt, sollte sich in der Gondel einen Platz sichern, an dem er sich notfalls hinsetzen kann!

Als »Allheilmittel« im Sport gilt meist das Joggen, das vor allem dem Hochdruckpatienten angeraten wird. Es leuchtet ein, daß das gleiche Heilmittel gegen zu hohen Blutdruck nicht dieselbe Wirkung auch bei zu niedrigem Blutdruck haben kann. Joggen hat also keinen positiven Einfluß auf niedrige Blutdruckwerte, es sei denn, es wird durch stärkere Krafteinsätze ergänzt wie bergauf laufen, zwischendurch Halt machen und Kraftübungen einlegen.

Da der Blutdruck stark vom Körpergewicht abhängig ist, ist untergewichtigen Patienten mit Beschwerden, die als Folge eines niedrigen Blutdrucks gedeutet werden können, anzuraten, an Gewicht zuzunehmen. Auch Kochsalz treibt den Blutdruck in die Höhe. Bei entsprechenden Beschwerden schadet also ein reichliches Nachsalzen bei den Mahlzeiten nicht.

Bluthochdruck

Das Krankheitsbild

Bluthochdruck gehört zu den häufigsten Erkrankungen in den Industrieländern und gleichzeitig zu denen, die beim Patienten am wenigsten Beachtung finden. Dabei ist der Bluthochdruck der sog. »man-killer No. 1«, also diejenige Krankheit, an der die meisten Deutschen sterben! 15–20 % der erwachsenen Bevölkerung haben erhöhte Blutdruckwerte. Der Hochdruck ist einer der wichtigsten Risikofaktoren für die Entstehung von zwei Spitzenreitern in den Sterbestatistiken, nämlich Herzinfarkt und Schlaganfall! Ein erhöhter Blutdruck wird deshalb so wenig beachtet, weil er keine Schmerzen bereitet. Wenn als Folge eines Hochdrucks erst einmal Beschwerden auftreten, sind meist bereits Veränderungen an den Blutgefäßen vorhanden, die nicht wieder gut zu machen sind. Deshalb ist es wichtig, daß die Kenntnisse über den Hochdruck in der Bevölkerung besser verbreitet werden als bisher. Jeder sollte gelegentlich einmal seinen Blutdruck messen lassen! Wenn erhöhte Blutdruckwerte festgestellt werden, so müssen diese konsequent behandelt werden, wobei an erster Stelle eine Änderung der Lebensführung stehen muß und erst in zweiter Linie eine medikamentöse Behandlung.

Bluthochdruck liegt dann vor, wenn die Blutdruckwerte erhöht sind, und zwar über 140 mm Hg für den ersten bzw. über 90 mm Hg für den zweiten Wert. Ein Hochdruck besteht also bei Werten von z. B. 170/90 mm Hg oder 140/110 mm Hg oder auch 170/110 mm Hg. Es muß jedoch betont werden, daß der Blutdruck keineswegs so konstant ist wie unsere Körper- oder Schuhgröße, er unterliegt vielmehr dauernden Schwankungen. Er steigt beispielsweise an, wenn wir uns körperlich belasten oder aufregen. Schon die Erwartungsangst bei der Blutdruckmessung durch den Arzt kann den Blutdruck in die Höhe treiben. Ein einmalig erhöhter Blutdruck sagt also noch gar nichts aus. Erst wenn wiederholt erhöhte Werte gemessen werden, kann von einem Bluthochdruck ausgegangen werden. Manchmal bestehen Zweifel, ob wirklich ein Hochdruck vorliegt. Der Arzt kann beispielsweise erhöhte Blutdruckwerte messen, der Patient, der bei sich zu Hause nachmißt, findet immer normale Werte. Wenn Zweifel bestehen, werden heute weiterführende Verfahren angewandt, um eine sichere Diagnose zu stellen: Der Arzt kann den Blutdruck z. B. unter Belastung auf einem Fahrradergometer messen oder den Blutdruck über 24 Stunden mit modernen Geräten registrieren.

Es kann auch vorkommen, daß ein Hochdruck vorliegt, obwohl gelegentlich normale Blutdruckwerte gemessen werden. Viele Menschen sind überrascht, wenn sie beispielsweise mit 42 Jahren zum Arzt gehen und dieser erhöhte Werte bestimmt. Der Blutdruck war doch früher immer normal! Tatsächlich entwickelt sich die Hochdruckkrankheit meist erst im Laufe des Lebens. Häufig liegen in der Jugend normale Druckwerte vor, erst mit 30–40 Jahren kommt die ererbte Neigung zu einem Hochdruck zum Durchbruch.

Die Ursachen für den Hochdruck sind oft nicht festzustellen. Bei etwa nur jedem 20. Hochdruckpatienten läßt sich der genaue Grund herausfinden, was dann meistens eine Nierenerkrankung ist. Der Arzt wird bei der Feststellung eines Bluthochdrucks deshalb immer auch eine Urinuntersuchung veranlassen. Bei den übrigen 19 Patienten kann eine solche Ursache nicht festgestellt werden! In der Medizin wird dann von einem »essentiellen Hochdruck« gesprochen. Was immer auch die Ursache ist, sie wird meistens vererbt. Wer Hochdruck hat, wird oft angeben, daß in seiner Familie gelegentlich Todesfälle durch Herzinfarkt oder Schlaganfall auftreten, die Folgen von Hochdruck. Wenn also Bluthochdruck in der Familie vorkommt, ist dies ein Grund mehr, gelegentlich bei sich den Blutdruck kontrollieren zu lassen.

Längere Zeit bestehende erhöhte Blutdruckwerte sind ein wichtiger Risikofaktor für die Entstehung der Gefäßverkalkung, der Arteriosklerose (s. Stichwort). Es ist verständlich, daß ständig erhöhte Druckwerte in einem Rohr den Verschleiß fördern und daß ein solches verkalktes Rohr irgendwann einmal plötzlich verstopfen oder reißen kann. Genau das kann mit der Schlagader passieren; wenn sie platzt, kommt es zur gefürchteten Blutung ins Gehirn, zum Schlaganfall (s. Stichwort) mit Tod oder Lähmung einer Körperseite. Dieses Schicksal könnte man sich in den meisten Fällen durch eine konsequente Senkung des erhöhten Blutdrucks ersparen.

Jeder Bluthochdruck muß also behandelt werden! Viele Hochdruckkranke tun dies nicht, möglicherweise aus Angst vor den Nebenwirkungen von Medikamenten.

Es gibt heute allerdings sehr gute Hochdruckmittel mit sehr wenig Nebenwirkungen. In einer großen Zahl von Fällen könnte man allerdings auch ohne Medikamente auskommen, wenn man als Hochdruckpatient konsequent die Maßnahmen in seiner Lebensführung verwirklicht, die ihm der Arzt anrät. Hierzu gehören:

- Normalisierung des Körpergewichts, falls Übergewicht besteht
- Regelmäßige körperliche Aktivität, ganz besonders in Form von Sport, aber auch Spazierengehen, Wandern etc.
- Vermeidung von beruflichem Streß, wenn möglich
- Meidung sonstiger Risikofaktoren, die das Gefäßsystem belasten, ganz besonders Zigarettenrauchen, aber auch konsequente Behandlung weiterer Risikofaktoren, soweit sie vorliegen, wie erhöhte Blutfette und/oder Zuckerkrankheit (s. Stichwort).
- Einschränkung der Zufuhr von Kochsalz in der Ernährung.

Bluthochdruck und Sport

Sport hat bei Bluthochdruck folgende Wirkungen:

- Er trägt zur Gewichtsabnahme bei.
- Durch Schwitzen geht Kochsalz verloren.
- Kochsalzarme Ernährung ist wichtig. Deshalb sollten Hochdruckpatienten auch nicht versuchen, das beim Sport verloren gegangene Kochsalz durch kochsalzhaltige Getränke zu ersetzen. Unsere Nahrung enthält ohnehin schon viel zu viel Kochsalz. Der tägliche Bedarf liegt bei 3–5 Gramm, mit der durchschnittlichen Ernährung führen wir 10–15 Gramm zu!

- Sport wirkt sich günstig auf weitere Risikofaktoren aus, die oft gemeinsam mit dem erhöhten Blutdruck vorkommen, wie Fettstoffwechselstörungen und/oder Zuckerkrankheit (s. Stichwörter).
- Sport verlagert die Wirkung des sog. vegetativen Nervensystems, also des Nervensystems, das unsere Eingeweide steuert, von der aktiven Seite auf die Erholungsseite. Dies wird beispielsweise in der niedrigen Pulszahl und dem niedrigen Blutdruck des Hochtrainierten deutlich. Diese Verlagerung unseres nervösen Gleichgewichts trägt zur Blutdrucksenkung bei.
- Der Sport hat über diese indirekten Effekte hinaus eine direkt blutdrucksenkende Wirkung, also auch bei dem Hochdruckkranken, der trotz Sport sein Körpergewicht nicht reduzieren kann.
- Nicht zuletzt sollte darauf hingewiesen werden, daß Sport auch zur inneren Disziplin beiträgt. Wer die Disziplin aufbringt, um seines Hochdrucks willen regelmäßig Sport zu treiben, wird auch eher bereit sein, sonstige erforderliche Behandlungsmaßnahmen durchzuführen, beispielsweise sein Gewicht zu normalisieren und seine Medikamente regelmäßig einzunehmen.

Welche Sportarten können oder sollten bei Bluthochdruck ausgeführt werden?

- Besonders günstig sind für den Hochdruckpatienten alle Sportarten, die einen hohen Trainingseffekt auf das Herz-Kreislauf-System mit sich bringen und bei denen der Blutdruck während körperlicher Belastung nur wenig ansteigt. Besonders ungünstig sind Sportarten, die den Blutdruck stark ansteigen lassen und nur einen geringen Trainingseffekt aufweisen.

Tabelle 3. Eignung verschiedener Sportarten für Hochdruckpatienten. Bei Anwendung der Tabelle ist der Schweregrad des Hochdruckes zu berücksichtigen. So können beispielsweise Jugendliche mit labilem Hochdruck durchaus auch Sportarten ausführen, die unter »ungeeignet« stehen, man würde solche Sportarten nur nicht aus therapeutischen Gründen empfehlen.

Eignung	Sportarten
Gut geeignet	– Ausdauersportarten mit geringem Krafteinsatz (Skilanglauf, Laufen, Radfahren u.a.) – Mannschaftsspiele mit vergleichsweise geringerer körperlicher Belastung (Volleyball [eventuell in modifizierter Form], Prellball u.a.)
Bedingt geeignet, je nach Schwere der Erkrankung und sportlicher Vorerfahrung	– Einzelspiele mit geringer bis mittlerer Belastung (Tischtennis, Tennis u.a.) – Mannschaftsspiele mit mittleren Belastungen (Fußball, Handball u.a.) – Schwimmen – Wanderrudern – Sauna (ohne Sprung ins kalte Wasser)
Ungeeignet	– Einzelsportarten mit hohen Belastungen (Leichtathletik) – Einzelspiele mit hoher Belastung (Badminton, Squash u.a.) – Mannschaftsspiele mit hoher Belastung (Eishockey, Basketball u.a.) – Kraftsportarten (Gewichtheben, Diskuswerfen, Bodybuilding u.a.) – Kampfsportarten (Boxen, Fechten) – Sportkegeln

Jedoch sind im Einzelfall immer die individuellen Umstände zu berücksichtigen. Für einen jugendlichen Bluthochdruckpatienten, bei dem erst seit kurzer Zeit ein mäßig überhöhter Blutdruck besteht und bei dem noch keine Gefäßveränderungen zu erwarten sind, ist Tennis, Fußball, alpiner Skilauf etc. allemal besser als gar kein Sport. Besteht der erhöhte Blutdruck schon länger und liegen bereits Veränderungen der Herz-Kreislauf-Organe im Sinne einer Gefäßverkalkung vor, sollte auf jeden Fall auf Sportarten der Kategorie »ungeeignet« (s. Tabelle 3) verzichtet werden.

Je »harmloser« der Hochdruck ist, um so mehr kann man sich sportlich zumuten, je ausgeprägter der Hochdruck und je schwerer seine Folgen sind, um so strikter muß man sich an die ärztlichen Anweisungen halten.

Die Tabelle 3 klassifiziert aus dieser Sicht die verschiedenen Sportarten. Der Blutdruckanstieg unter körperlicher Belastung hängt insbesondere vom Krafteinsatz, von der psychischen Belastung beim Sport sowie von der Kälteeinwirkung ab. Besonders günstig sind daher Ausdauersportarten mit geringem Krafteinsatz wie Laufen, Radfahren und Skilanglauf. Sie weisen einen hohen Trainingseffekt bei geringem Druckanstieg auf. Zu den weniger bis ungeeigneten Sportarten gehören Kraftsport wie Bodybuilding sowie streßbetonte Wettkampfspiele wie Tennis oder Tischtennis. Trotzdem soll nochmals darauf hingewiesen werden: Wenn eine geringe Gefährdung vorliegt, kann durchaus auch der jugendliche Hochdruckpatient Tennis spielen. Er sollte dann allerdings zusätzlich eine Ausdauersportart betreiben. Diese senkt nicht nur den Blutdruck, sondern verbessert gleichzeitig auch seine Kondition für den »5. Satz«.

Das *Schwimmen* ist beim Hochdruckpatienten besonders umstritten (s. Stichwort Schwimmen). Mitunter wird behauptet, daß bei Schwimmern der Hochdruck besonders häufig sei (»Schwimmerhochdruck«). Wir selbst konnten dies nicht bestätigen. Wir halten Schwimmen für die häufig übergewichtigen Hochdruckpatienten im Regelfall sogar für eine sehr günstige Sportart.

Fettstoffwechselstörungen

Das Krankheitsbild

. . . ist eigentlich keines! Fettstoffwechselstörungen, also erhöhte Blutfette, tun nicht weh, man sieht sie dem Betroffenen von außen nicht an. Trotzdem sind erhöhte Blutfette neben dem Bluthochdruck und dem Rauchen der wichtigste Risikofaktor für die Entstehung der Gefäßverkalkung (s. Arteriosklerose). Mindestens ein Drittel der erwachsenen Bevölkerung hat zu hohe Fettwerte. Dieser Prozentsatz ist in den letzten Jahren noch deutlich angestiegen, da die Werte, die als noch normal betrachtet werden, deutlich gesenkt wurden. Im Zusammenhang mit den Fettstoffwechselstörungen sind insbesondere zwei Fette von Bedeutung, das Cholesterin und die Triglyzeride.

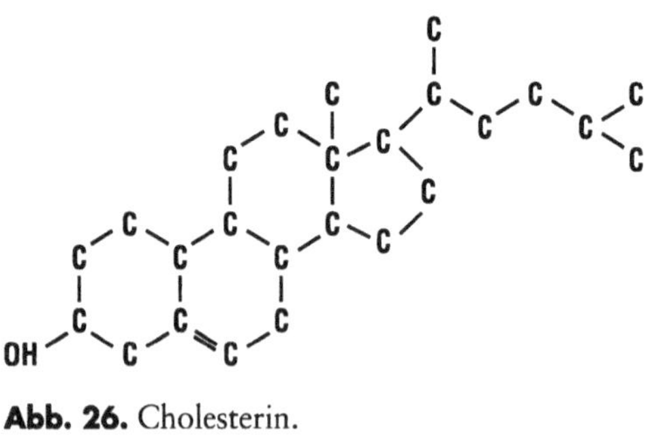

Abb. 26. Cholesterin.

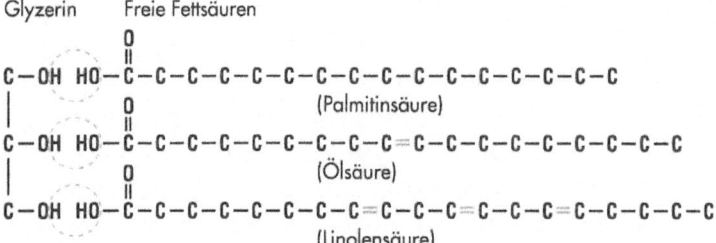

Abb. 27. Triglyzeride. Sie bestehen aus Glyzerin und drei Fettsäuren. Die Abbildung zeigt drei unterschiedliche Beispiele.

Das *Cholesterin* hat chemisch die Form einer flachen Scheibe (Abb. 26). Cholesterin ist kein Energielieferant, sondern »Baumaterial«, das zum Aufbau der Zellwand benötigt wird. Cholesterin ist also eine lebenswichtige Substanz. Wenn allerdings zuviel Cholesterin im Blut vorkommt, so wird es in den Gefäßwänden abgelagert und trägt damit ganz entscheidend zur Gefäßverkalkung bei.

Das zweite wichtige Fett, die *Triglyzeride* oder *Neutralfette,* sind ganz anders gebaut und haben eine andere Funktion. Die Abbildung 27 zeigt, daß es sich um die Kombination einer Dreierkette, des Glyzerins, mit sehr langen Ketten von Kohlenstoffatomen handelt. Diese Ketten sind die sog. freien Fettsäuren. Jeweils drei von ihnen sind an das Glyzerin angebunden, daher der Name. Die einfachen, langen Ketten sind Energiespeicher, die bei Bedarf aufgespalten und verbrannt werden.

Wieviel Cholesterin und Triglyzeride darf man in sich haben, welche Werte sind normal? Die sog. Normalwerte wurden in den letzten Jahren drastisch gesenkt, was zu einer erheblichen Verunsicherung, fast zu einer »Cholesterinhysterie«, geführt hat. Einen absoluten

Grenzwert gibt es nicht. Je höher die Cholesterinmenge im Blut, um so stärker steigt das Risiko der Gefäßverkalkung. Noch vor wenigen Jahren hat man bis zu 250 mg% als »noch normal« toleriert. Man kann heute sagen, daß der Cholesterinwert eigentlich optimal nicht über 200 mg% liegen sollte, d. h. in 100 ml Blut sollten nicht mehr als 200 mg Cholesterin vorhanden sein bzw. in einem Liter Blut nicht mehr als 2 g. Übrigens liegt auch der Normalwert für die Triglyzeride bei maximal 200 mg%, allerdings spielen sie als Risikofaktor eine kleinere Rolle.

Wer höhere Werte hat, sollte überlegen, wie er sie senken kann. Deutlich erhöhte Cholesterinwerte über beispielsweise 300 mg% sind ein hochgradiges Risiko und sollten nötigenfalls auch mit Medikamenten gesenkt werden.

Beim Cholesterin unterscheidet man neuerdings das »gute« (HDL) und das »böse« (ADL) Cholesterin. Was ist hierunter zu verstehen? Die Fette können nicht frei im Blut transportiert werden, da sie sich wegen ihrer Fetteigenschaften nicht im Wasser, aus dem unser Blut zum größten Teil besteht, lösen. Aus diesem Grund bedient sich die Natur des Tricks, sie mit Eiweißen zu sehr großen Einheiten, sog. Lipoproteinen, zu vereinigen. Hier gibt es solche mit hohem spezifischen Gewicht, die »High-density-Lipoproteine« (HDL), und solche mit niedrigem spezifischen Gewicht, die »Low-density-Lipoproteine« (LDL) bzw. »Very-low-density-Lipoproteine« (VLDL). Während die LDL-Moleküle in die Gefäßwand eingelagert werden, wird das HDL aus der Gefäßwand abtransportiert. Ein hoher HDL-Wert bzw. viel im HDL-Bereich transportiertes Cholesterin stellt somit einen Schutz- und keinen Risikofaktor dar. Für das LDL bzw. das VLDL-Cholesterin gilt entsprechend das Umgekehrte.

Wie bedeutend das Verhältnis von HDL zu LDL ist, zeigt sich ganz besonders in der geringeren Herzinfarkthäufigkeit und der größeren Lebenserwartung der Frauen im Vergleich zu den Männern. Während Männer im allgemeinen Werte von nur 40–50 mg% HDL-Cholesterin im Blut haben, liegt der Wert bei Frauen im Bereich von 50–60 mg%. Dieser kleine Unterschied verlängert die durchschnittliche Lebenserwartung der Frau gegenüber dem Mann um 7 Jahre! Ein niedriger HDL-Wert ist ein eigenständiger Risikofaktor. Wer weniger als 40 mg% HDL hat, hat also ein erhöhtes Herzinfarktrisiko trotz sonst normaler Blutfettwerte!

Wodurch entstehen Fettstoffwechselstörungen? Hierfür kommen zwei Faktoren in Frage: zum einen die Erbanlagen, zum anderen die Ernährung. Manche Menschen haben einen so gesunden Cholesterinstoffwechsel, daß sie Mengen von Butter, das reich an Cholesterin ist, und anderen tierischen Fetten aufnehmen können und trotzdem stets normale Cholesterinwerte zeigen. Umgekehrt gibt es andere, die jedes Milligramm Cholesterin streng meiden und trotzdem aus allen anderen Nahrungsmitteln Cholesterin herstellen und hohe Werte und damit ein entsprechend hohes Herzinfarktrisiko aufweisen. Bei den meisten Menschen ist die Fettstoffwechselstörung allerdings eine *Konsequenz der fehlerhaften Ernährung.* Sie nehmen zuviel Cholesterin in der Nahrung auf und verstoffwechseln dieses nicht hinreichend. Bei vernünftiger Ernährung normalisiert sich bei ihnen der Cholesterinwert. Cholesterin kommt in allen tierischen Fetten vor, insbesondere in Butter, Käse, sonstigen Milchprodukten, Fleisch und Eiern. Die täglich aufgenommene Cholesterinmenge sollte maximal nur 300 mg betragen, dies ist schon der Gehalt eines einzigen Hühnereies (s. Tabelle 4).

Woran merkt man, daß man einen erhöhten Cholesterinwert oder andere Störungen in der Zusammenset-

Tabelle 4. Kalorien, Fett und Cholesteringehalt einiger Nahrungsmittel. Die Tabelle gibt den Gehalt in jeweils 100 g an und sagt Ihnen, wie lang Sie laufen müssen, um die aufgenommene Energie wieder abzubauen.

	Kalorien [kcal]	Fett [g]	Cholesterin [mg]	Laufzeit [min]
Milch (3,5 %)	65	3,6	12	6
Sahne	310	31,7	109	31
Camembert (50 % F)	328	21,0	61	33
Quark (40 % F)	167	11,4	14	17
1 Hühnerei	80	5,5	220	8
Butter	755	83,2	240	75
Diätmargarine	725	80	–	72
Kalbfleisch	100	1,6	90	10
Rindfleisch	140	6,2	70	14
Schweinefleisch	346	32,0	70	35
Hühnerfleisch	133	5,0	75	13
Schinken (gekocht)	263	20,6	70	26
Bockwurst	277	25,3	100	28
Schellfisch	75	0,1	60	7
Forelle	100	2,7	55	10
Haferflocken	385	7,0	–	38
Mischbrot	240	1,1	–	24
Kartoffeln	85	0,1	–	8
Blumenkohl	30	0,3	–	3
Äpfel	55	0,4	–	6
Bier	45	–	–	5
Wein	70	–	–	7
Whisky	245	–	–	25

zung der Blutfette hat? Eigentlich gar nicht und oft nur aus den Konsequenzen, dem Herzinfarkt und anderen Zeichen der Gefäßverkalkung. Um zu wissen, ob man einen erhöhten Cholesterinwert hat oder nicht, sollte man diesen also gelegentlich bestimmen lassen! Dies ist für Erwachsene heute im Rahmen der Vorsorgeuntersuchung beim Hausarzt möglich.

Was tun, wenn Fettstoffwechselstörungen bekannt sind? Das A und O ist eine *Umstellung der Ernährungsgewohnheiten*. Wichtig ist es, daß man tierische Fette meidet und gegebenenfalls sein Übergewicht abbaut. Soweit Fette aufgenommen werden, dann nur ungesättigte Fettsäuren. Ungesättigte Fettsäuren sind solche, die sog. Doppelbindungen enthalten, die also nicht voll mit Wasserstoff gesättigt sind. Man unterscheidet dabei einfach und mehrfach ungesättigte Fettsäuren. Eine einfach ungesättigte Fettsäure, die Ölsäure, kommt vor allem im Olivenöl vor. Auch hiermit hängt es zusammen, daß die Häufigkeit des Herzinfarktes in den Mittelmeerländern, in denen das Olivenöl eine große Rolle im Speiseplan spielt, viel niedriger ist als hierzulande. Ungesättigte Fettsäuren sind vor allem in Pflanzenfetten enthalten wie Sonnenblumenöl, Distelöl etc. Sie wirken der Gefäßverkalkung entgegen. Neuerdings hat sich herausgestellt, daß auch Seefisch eine sehr wirksame, ungesättigte Fettsäure enthält, die populär als »Lachsöl«, wissenschaftlich als Eikosapentaensäure bezeichnet wird.

Die Ernährungsempfehlung für den Patienten mit Fettstoffwechselstörungen entsprechen denen, die aus allgemein-gesundheitlicher Sicht gegeben werden (s. Stichwort Arteriosklerose). Rauchen wirkt sich negativ auf die Blutfettwerte aus. Stellen Sie das Rauchen also ein, falls Sie an diesem Risikofaktor leiden!

Wenn eine Umstellung der Ernährung in Verbindung mit Sport nicht zu einem hinreichenden Effekt auf die Blutfette führt, kommt man um Medikamente leider nicht herum. Diese müssen dann vom behandelnden Arzt verordnet werden.

Sport bei Fettstoffwechselstörungen

Im Rahmen der Allgemeinmaßnahmen kommt der körperlichen Aktivität, dem Sport, eine wichtige Bedeutung zur Normalisierung fehlerhaft zusammengesetzter Blutfette zu. Unter körperlicher Belastung verbrennt der Muskel nicht nur Kohlenhydrate, sondern mit zunehmender Belastungsdauer auch Fette. Hierdurch werden die im Blut vorhandenen Fette in ihrer Konzentration vermindert. Aus den entstehenden Bruchstücken werden zusätzlich die positiv wirksamen HDL-Moleküle aufgebaut. Bei Leistungssportlern findet man daher sehr hohe HDL-Werte. Aus diesem Grund sind Belastungen besonders günstig, die über längere Dauer durchgeführt werden, mindestens über 20–30 min. Ausdauersportarten sind hierfür hervorragend geeignet.

Es muß allerdings keineswegs immer nur das Joggen sein. Auch bei intervallartigen Belastungen reichen irgendwann einmal die Kohlenhydrate nicht mehr aus, es wird auf die Fette zurückgegriffen. Ein Tennisspiel über 2 Stunden kann beispielsweise nicht nur mit den Kohlenhydraten, die nur begrenzt zur Verfügung stehen, bewältigt werden, obwohl die Belastungsphasen oft nur wenige Sekunden betragen. Für den Patienten mit erhöhter oder fehlerhaft zusammengesetzten Blutfetten ist es daher wichtig, daß er sich bewegt. Die Form ist dabei weniger entscheidend. Allgemein sollte man die gleichen Empfehlungen berücksichtigen, wie sie unter den Stichworten Ausdauerbelastungen und Übergewicht, das ja häufig mit fehlerhaft zusammengesetzten Blutfetten einhergeht, aufgeführt sind.

Bei Fettstoffwechselstörungen sollte man bedenken, daß die verstärkte Fettverbrennung vom Organismus »gelernt werden muß«, d. h. er muß erst die Katalysatoren, die Enzymsysteme, verstärkt entwickeln, die erforderlich sind, um Fette in den Verbrennungsofen einzuschleusen (s. Abb. 3). Entscheidend für den Patienten mit gestörtem Fettstoffwechsel ist im Rahmen der Allgemeinmaßnahmen daher die Regelmäßigkeit seiner körperlichen Aktivität! Ein einmaliger sportlicher Ferienmonat bringt hier verhältnismäßig wenig bis gar nichts.

Geistes- und Gemütskrankheiten

Die Krankheitsbilder

Unter Geisteskrankheiten werden Erkrankungen verstanden, bei denen gewissermaßen das Weltbild »verrückt« ist, um damit auch den volkstümlichen Ausdruck für solche Krankheiten anzuführen, obwohl dieser in einem negativen Sinn gemeint ist. Der Geisteskranke sieht die Welt völlig anders, er leidet unter nicht wirklich vorhandenen Bildern (Halluzinationen), Verfolgungswahn etc. Der Sammelbegriff dieser Erkrankungen ist die *Schizophrenie.*

Bei den Gemütskrankheiten ist dagegen die Stimmungslage verändert, sie ist entweder aus unbegreiflichen Gründen stark bedrückt *(depressiv)* oder im Gegenteil überdreht *(manisch).* Beide Krankheitsgruppen entstehen aus Ursachen heraus, die wir bis heute noch nicht genau kennen. Sie werden jedoch durch gestörte Beziehungen zur Mitwelt ausgelöst.

Hier kann ein Ansatz für den Sport liegen. Die Gemeinschaft in der Gruppe kann helfen, zur Überwindung der Krankheitsfolgen beizutragen. Körperliche Aktivität wirkt sich besonders auch auf die Stimmungslage aus. Auf die Freisetzung von Gehirnhormonen, die die Stimmungslage verbessern, die sog. Endorphine, wurde bereits verwiesen. Jeder, der sich depressiv fühlt, ohne daß dies krankhaft sein muß, und Sport treibt, weiß, daß es ihm nach dem Sport meist sehr viel besser geht. Selbstverstnädlich kann man aber schwere Depressionen oder Schizophrenien nicht einfach durch Sport kurieren.

Gelenkverschleiß (Arthrose)

Das Krankheitsbild

Die Gelenke sind innen von einer Knorpelschicht ausgekleidet, die keine eigene Durchblutung besitzt (Abb. 28). Wird sie geschädigt, regeneriert sie sich daher nur schlecht. Sie verschleißt, die glatte Oberfläche wird rauh. Legt man die Hand auf das betroffene Gelenk, so knirscht es, als sei Sand in den Gelenkspalt geraten. Dies führt dann zu Reizerscheinungen, zu Schmerzen und zur Ansammlung von Flüssigkeit im Gelenk, zu einem Gelen-

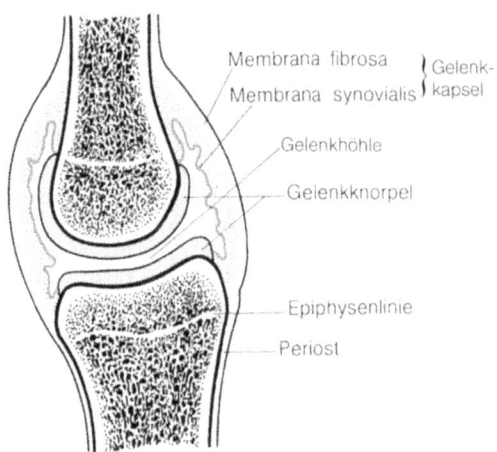

Abb. 28. Schema eines Gelenks.

kerguß. Betroffen können praktisch alle Gelenke sein, am häufigsten Schulter-, Hüft- und Kniegelenke.

Viele Menschen leiden heute unter Gelenkverschleiß. Ursache hierfür sind die zahlreichen Fehlbelastungen durch Übergewicht oder falsches Schuhwerk. Auch Fehlstellungen im Gelenk, X- oder O-Beine, führen zu einer fehlerhaften Belastung. Eine weitere häufige Ursache können vorausgegangene Verletzungen, auch Sportverletzungen, sein. So ist ein häufiger Grund für Kniegelenkverschleiß ein früherer Meniskusriß.

Sport und Gelenkverschleiß

Einerseits kann Sport Gelenkverschleiß verursachen. In zahlreichen Sportarten werden die Gelenke stark belastet und verschleißen, insbesondere dann, wenn Verletzungen vorhanden waren. So finden sich ausgeprägte Kniegelenkarthrosen bei Bergsteigern, bei denen beim Abwärtssteigen das ganze Gewicht von den Knien aufgefangen werden muß, aber auch bei Fußballspielern, die häufig Kniegelenkverletzungen haben. Bei Speerwerfern und Schwimmern werden vor allem Verschleißerscheinungen an den Schultergelenken beobachtet.

Andererseits vermindert Sport die Folgen von Gelenkverschleiß. Durch vernünftige Belastung verbessert sich die Qualität des Gelenkknorpels, wenn auch nur relativ langsam. Das liegt daran, daß der Knorpel keine eigene Durchblutung hat und deshalb eine verhältnismäßig geringe Stoffwechselrate aufweist. Darüber hinaus kräftigt sportliche Aktivität die das Gelenk umgebende Muskulatur, die Gelenkführung wird besser, das Gelenk wird gewissermaßen wie von einem Muskelkorsett gestützt. Häufig wird zu Unrecht Patienten mit Gelenkverschleiß jeder Sport verboten. Grundsätzlich gilt, daß Patienten mit Arthrose jeder Sport erlaubt ist, der ihnen keine Beschwerden bereitet. So kann man durchaus auch mit Gelenkverschleiß in den Kniegelenken joggen, wenn dies beschwerdefrei abläuft. Treten allerdings Schmerzen auf, so sollte man diese keineswegs mißachten und nicht »durch den Schmerz hindurchlaufen«. Das verschlechtert die Situation. In diesem Fall muß man auf andere Sportarten ausweichen, die die Gelenke nicht belasten. Besonders geeignet sind Sportarten, bei denen das Körpergewicht getragen werden muß, z. B. Radfahren oder Schwimmen.

Herzfehler

Das Krankheitsbild

Man versteht hierunter eine fehlerhafte Struktur des Herzens und/oder teilweise auch der das Herz umgebenden großen Blutgefäße, die entweder angeboren oder mit der Zeit erst entstanden, also gewissermaßen erworben ist (Abb. 29).

Angeborene Herzfehler haben ihre Ursache in Schädigungen, die das Kind im Laufe der Schwangerschaft treffen, ganz besonders Medikamente, Röntgenstrahlungen oder auch Infektionskrankheiten, wie Röteln, die von der Mutter häufig kaum bemerkt werden, beim Kind aber verheerende Schäden anrichten können. Oft ist die Ursache aber auch nicht bekannt. Herzfehler sind verhältnismäßig häufig, sie treten bei einem von 100 Kindern auf. Man kann bei einem solchen Fall aber der Mutter sagen, daß es sich fast nie um eine ererbte Erkrankung handelt. Die Wahrscheinlichkeit, daß ein weiteres Kind einen Herzfehler haben wird, ist gering.

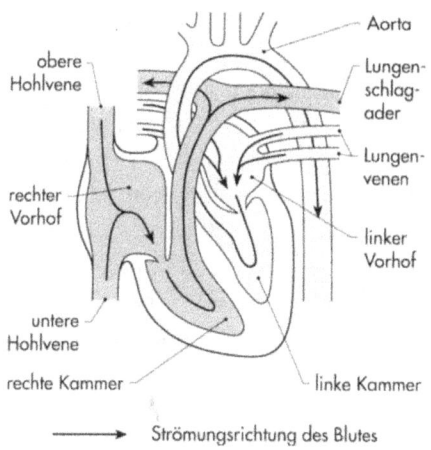

Abb. 29. Schematische Darstellung des Herzens.

Herzfehler können sehr unterschiedliche Formen aufweisen. Es kann sich um ganz kleine Löcher in der Scheidewand zwischen den Herzkammern handeln (Kammer-Septum-Defekt), die die Pumpleistung des Herzens kaum beeinträchtigen und für Gesundheit und Lebenserwartung keine Rolle spielen. Es kann sich aber auch um schwerste Mißbildungen handeln, bei denen die ganze Herzscheidewand fehlt und sauerstoffarmes Blut in die Hauptschlagader gerät. Dann entsteht das Krankheitsbild der »blue babies«, also Kinder mit blauer Hautfarbe und Atemnot bei geringsten Belastungen. Bei manchen dieser Herzfehler ist ein Leben überhaupt nicht möglich, wenn nicht sofort nach der Geburt operiert wird.

Herzfehler, die erst im Laufe des Lebens *erworben* werden, betreffen vor allem die Ventile des Herzens, also die Herzklappen. Eine häufige Ursache ist die Entzündung der Herzinnenhaut durch Bakterien (Streptokokken), die typischerweise bei eitriger Mandelentzündung, fieberhaftem Gelenkrheuma, Scharlach oder manchen Formen der Nierenentzündung auftreten. Bei diesen Krankheiten wird deshalb der Arzt immer sehr sorgfältig das Herz abhören und prüfen, ob eine Behandlung mit Penicillin notwendig ist. Herzklappenentzündungen führen dazu, daß die Herzklappe entweder narbig schrumpft und nicht mehr schließt (Klappeninsuffizienz), oder daß sie verklebt und das Blut nicht mehr ausreichend durchläßt (Klappenstenose). Eine weitere Ursache eines solchen erworbenen Herzklappenfehlers ist im höheren Lebensalter vor allem die Herzklappenverkalkung, die sich überwiegend an der Auslaßklappe des Herzens, der Aortenklappe, beobachten läßt.

Der *Herzklappenfehler* fällt entweder dadurch auf, daß der Betroffene über Leistungsschwäche und Atemnot unter Belastung klagt, oder der Arzt hört zufällig beim Abhören ein Geräusch, das durch das Pressen des Blutes durch ein Loch in der Herzscheidewand oder durch eine zu enge Klappe entsteht.

Die chirurgische Therapie dieser Herzfehler ist meist sehr erfolgversprechend. Praktisch alle Kinder, die einen angeborenen Herzfehler haben, der operiert werden muß, sind heute bis zum Schuleintritt bereits versorgt. Auch bei den erworbenen Herzklappenfehlern gibt es hervorragende Operationsmöglichkeiten. Im allgemeinen erfolgt bei schwerer Schädigung der Ersatz der eigenen Klappe durch eine künstliche.

Sport und Herzfehler

Die Frage, inwieweit Sport bei einem Herzfehler möglich ist, ist sehr unterschiedlich zu beantworten, je nach Ausmaß und Schwere der »Konstruktionsanomalie«. Bei Kindern und Jugendlichen mit Herzfehlern wird häufig aus Sicherheitsgründen und Übervorsicht jede Teilnahme am Schulsport verboten. Dabei kann man bei kleineren Herzfehlern möglicherweise sogar Leistungssport, auf jeden Fall uneingeschränkt Breitensport betreiben. Es gibt aber auch Herzfehler, die der Betroffene kaum merkt, die ihn kaum wesentlich einschränken, die aber eine häufige Ursache für den plötzlichen Todesfall im Sport sind (z. B. die Einengung der Herzausgangsklappe, die Aortenklappenstenose).

Im Einzelfall sollten sich Eltern, Lehrer und Arzt darüber beraten, was für das Kind möglich ist und wovon abgeraten werden sollte. Die Teilnahme am Schulsport ist für das Kind ein wichtiges integratives Moment.Möglicherweise kann die Empfehlung etwa lauten: Teilnahme am Sport ja, aber keine Leistungsbewertung, vor allem keine Bewertung in Sportdisziplinen, die gefährlich werden können, wie z. B. Tauchen, oder die sehr anstregend sind, wie z. B. 1000-m-Lauf. Manchmal muß man aber auch einem sportbegeisterten Kind mit großem Bedauern sagen, daß es wegen seines Herzfehlers bis zu einer eventuellen Operation nicht am Sport teilnehmen sollte.

Spezielle Fragen tauchen auf, wenn bei Menschen, meist im mittleren und höheren Lebensalter, eine Herzklappe ersetzt wurde. Diese Patienten erhalten bis auf wenige Ausnahmen blutgerinnungshemmende Medikamente, da die Gefahr besteht, daß sich an der Kunstklappe Blutgerinsel absetzen. Diese könnten sich dann lösen und z. B. in das Gehirn transportiert werden. Eine Hirnlähmung wäre dann die Folge. Wenn Patienten blutgerinnungshemmende Medikamente einnehmen, können selbst kleinere Verletzungen, z. B. beim Sport, zu schweren Blutungen führen. Reiten oder alpiner Skilauf sind für sie nicht möglich. Diese Patienten müssen sich auch darüber klar sein, daß ein Herz mit einer Kunstklappe kein völlig gesundes Herz ist, da es durch die jahrelange Überforderung geschädigt sein kann. Sie müssen mit ihrem Arzt im einzelnen besprechen, welcher Sport betrieben werden darf. Die meisten klappenoperierten Patienten sollten sich in einer sog. ambulanten Herzgruppe, also in speziell überwachten Gruppen von sporttreibenden Herzpatienten, bewegen.

Herzinfarkt

Das Krankheitsbild

Grundlage des Herzinfarktes ist die Gefäßverkalkung, die Arteriosklerose. Das Herz hat seine eigene Blutversorgung. Direkt aus der Hauptschlagader treten bei Verlassen der linken Herzkammer zwei Schlagadern aus, die sich wie ein Kranz um das Herz herumwinden, die daher *Herzkranzschlagadern* oder *Konorararterien* heißen (Abb. 30). Tritt die Arteriosklerose an diesen Gefäßen auf, spricht man konsequenterweise von einer *koronaren Herzkrankheit*. Eine Arteriosklerose an dieser Stelle macht sich zunächst überhaupt nicht bemerkbar. Erst wenn sie ausgeprägt ist, kommt es bei körperlicher und/oder psychischer Belastung zu typischen Symptomen, die vom Patienten als Brustenge, *Angina pectoris*, geschildert werden. Er gibt sie als ein Druckgefühl oder einen Reifen um die Brust an, die Schmerzen strahlen in den linken Arm aus.

Die Beschwerden können aber auch sehr untypisch verlaufen. Sie werden als Atemnot empfunden, als Zahn- oder auch als Bauchschmerzen. Man sollte auch wissen, daß das Warnsystem aus dem Körperinneren viel schlechter ausgeprägt ist als das der Körperoberfläche. Viele Patienten haben schwere Durchblutungsstörungen, manche erleiden sogar einen Herzinfarkt, ohne dies über-

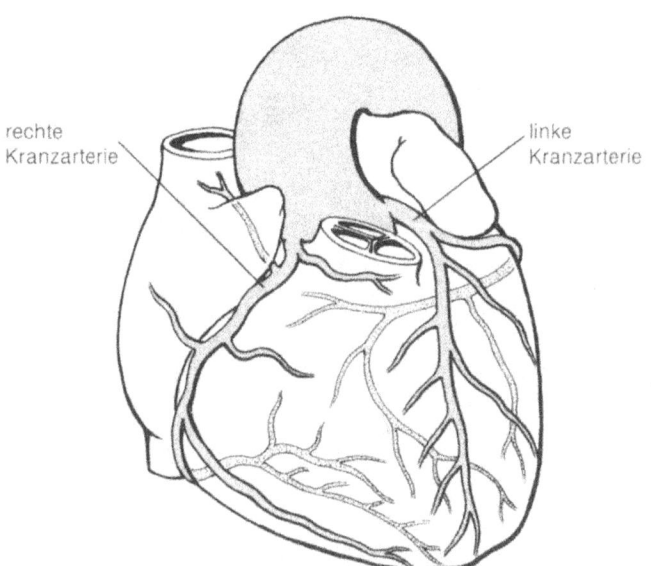

Abb. 30. Das Herz versorgt auch sich selbst mit Blut. Aus der Körperschlagader (Aorta) entspringen eine rechte und eine linke Herzkranzarterie. Die rechte Herzkranzarterie (im Bild links!) versorgt die rechte Herzkammer und die Hinterwand der linken Herzkammer. Die linke Herzkranzarterie teilt sich in zwei Äste. Ein Ast zieht zur Vorderwand der linken Herzkammer, der zweite Ast versorgt die Seitenwand der linken Herzkammer.

haupt zu merken! Man spricht in diesem Fall von stummen Durchblutungsstörungen oder einem *stummen Herzinfarkt*. Dies zu wissen, ist sehr wichtig! Menschen mit erhöhtem Risiko, beispielsweise Raucher oder Bluthochdruckpatienten, können, auch wenn sie beschwerdefrei sind, nicht sicher sein, noch keine Erkrankungen der Herzkranzgefäße zu haben. Sie sollten auf jeden Fall gelegentlich ein EKG unter Belastung durchführen lassen, ganz besonders dann, wenn sie Sport treiben.

Ist die Einengung hochgradig, kann das von dem jeweiligen Gefäß versorgte Gebiet plötzlich absterben.

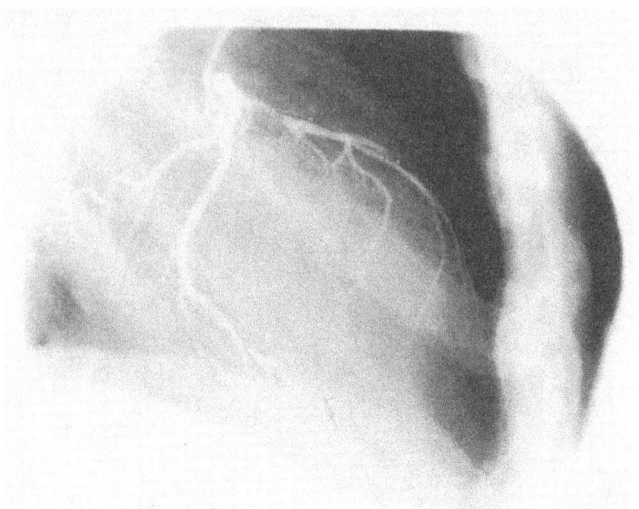

Abb. 31. Ursache für einen Herzinfarkt ist der vollständige Verschluß eines schon meist hochgradig verengten Herzkranzgefäßes durch ein Blutgerinnsel. Das Bild zeigt den Verschluß des absteigenden Astes der linken Kranzarterie, der zu einem Vorderwandinfarkt geführt hat.

Ursache hierfür ist häufig ein Blutgerinnsel, das sich an der rauhen Oberfläche des eingeengten Gefäßes absetzt. In diesem Fall spricht man von einem *Herzinfarkt* (Abb. 31). Er zeigt sich als starker Herzschmerz, oft mit Todesangst und Schweißausbruch verbunden – oder aber er wird wie geschildert in manchen Fällen überhaupt nicht bemerkt.

Ein Herzinfarkt führt in jedem 2. Fall zum Tode, entweder durch eine schwere Herzrhythmusstörung, wie ein Herzkammerflimmern (s. Herzrhythmusstörungen), durch ein Herzversagen, wenn allzu viel Herzmuskulatur zerstört wurde, oder durch einen Riß des Herzens an der betreffenden Stelle. Wird der Herzinfarkt überlebt, so kann die Herzmuskulatur nicht mehr neu ausgebildet werden, es stellt sich eine Narbe ein. Dies sollten Patienten nach einem Herzinfarkt unbedingt berücksichtigen. Eine »Wiedergesundung« ist also eigentlich nicht möglich, sondern nur eine Wiederherstellung im Rahmen des Möglichen. Man spricht daher von Rehabilitation.

Herzinfarkt und Sport

Zwischen der koronaren Herzkrankheit und ihrer schlimmsten Konsequenz, dem Herzinfarkt, auf der einen und der körperlichen Aktivität, dem Sport, auf der anderen Seite, bestehen enge Beziehungen. Sport ist ein wichtiges Mittel zur Vorbeugung eines Herzinfarktes (s. Stichwort Arteriosklerose). Auch wenn ein erster Herzinfarkt überlebt wurde, kann mit Sport gegen einen weiteren Herzinfarkt vorgebeugt werden (Sekundärprävention).

Während man noch nach Ende des 2. Weltkrieges den Herzinfarkt mit völliger Bettruhe behandelte, weiß man heute, daß ein gewisses Maß an Belastung und Bewegung notwendig ist. Es ist heute üblich, nach einem Herzinfarkt den Patienten relativ rasch aus dem Bett aufstehen zu lassen. Nach dem Krankenhaus wird er in ein sog. Rehabilitationszentrum verlegt, wo er lernt, sein neues Leben nach einem Herzinfarkt zu führen. Hierzu gehört in ganz besonderem Maße auch Bewegung. Viele Menschen, die früher nie Sport getrieben haben, lernen jetzt, wie sehr regelmäßige sportliche Aktivität zu ihrer Lebensqualität beitragen kann. Nach dem Aufenthalt im Rehabilitationszentrum ist es wichtig, den gelernten Sport zu Hause fortzuführen. Am besten schließt man sich einer ambulanten Herzgruppe an, das ist eine speziell überwachte Gruppe von Herzpatienten, die unter ärztlicher Aufsicht Sport treibt. Sie gibt es heute auch fast in jeder kleineren und mittleren Stadt.

Welche Vorteile haben Herzpatienten von der Bewegung?

Zum einen hat die Ausübung von Sport eine psychische Komponente: Herzpatienten merken, daß sie keine »Herzkrüppel« sind, die sie häufig zu sein glauben, sondern daß sie ihre Leistungsfähigkeit sehr wohl verbessern können. Zusammen mit anderen Maßnahmen einer vernünftigen Lebensführung (nicht rauchen, vernünftige Ernährung) beugt Sport zum anderem einem weiteren Herzinfarkt vor. Allerdings ist es falsch zu glauben, daß wenig Sport wenig und viel Sport viel hilft, gewissermaßen mit dem Ziel des Marathonlaufs nach dem Herzinfarkt! Gerade bei einem vorgeschädigten Herzen kommt es auf die vernünftige Dosierung an. Diese hängt vom Ausmaß der Herzschädigung ab. Herzinfarkt ist nicht gleich Herzinfarkt. Bei einem kleinen Herzinfarkt ist nur wenig Herzmuskelgewebe zerstört worden, die Belastbarkeit ist sehr gut.Umgekehrt läßt ein großer Herzinfarkt, bei dem große Teile des Herzmuskels zerstört wurden, vielleicht nur noch Belastungen in Form von Spazierengehen zu. Die Belastbarkeit muß im Einzelfall vom behandelnden Arzt festgelegt werden.

Es darf vor aller Begeisterung für die wieder gewonnene Leistungsfähigkeit nicht vergessen werden, daß Überbelastungen eines vorgeschädigten Herzens zu fatalen Konsequenzen führen können. Die häufigste Ursache eines plötzlichen Todes beim Sport ist eine vorbestehende Durchblutungsstörung der Herzkranzarterien, von der der Betroffene oft nichts weiß (s. Durchblutungsstörungen). Diese kann selbst bei einer eingehenden ärztlichen Untersuchung unter Einschluß einer Herzstromkurve in Ruhe oft unbemerkt bleiben. Auf die Notwendigkeit eines EKG unter Belastung bei einem Sporttreibenden mit erhöhtem Herzinfarktrisiko soll deshalb nochmals verwiesen werden.

Herzrhythmusstörungen

Definition

Im Gegensatz zu den anderen Stichpunkten wurde hier bewußt das Wort »Krankheitsbild« vermieden, da Herzrhythmusstörungen keineswegs krankhaft sein müssen. Registriert man die Herzstromkurve über 24 Stunden, so sieht man fast bei jedem Menschen irgendwann Störungen des normalen Herzrhythmus.

Um die Herzrhythmusstörungen verstehen zu können, ist es zunächst erforderlich, einiges über den normalen Herzrhythmus zu wissen. Es ist schon ein bewunderungswürdiger Mechanismus, der unser Herz zuverlässig 70–80 Jahre und mehr (hoffentlich!) am Schlagen hält. Man kann sich das Herz gewissermaßen als einen Motor mit einer elektrischen Zündung vorstellen (Abb. 32). Der »Zünder« besteht aus einer Anhäufung von speziellen Zellen, Sinusknoten genannt. Diese bilden tatsächlich einen elektrischen Impuls, der sich über das Herz ausbreitet und dafür sorgt, daß alle Herzmuskelfasern gemeinsam schlagen. Entsprechend nennen wir diesen Rhythmus »Sinusrhythmus«. Abweichungen von diesem Rhythmus können in vielfältigster Form auftreten. Meist sind sie völlig harmlos.

Oft kommt es vor, daß irgendein anderer Teil des Herzmuskels gewissermaßen »dazwischen feuert«, also einen Impuls abgibt, der hier eigentlich nicht hingehört. Es entsteht ein Schlag außerhalb der normalen Reihe – als *Extraschlag* bezeichnet (Abb. 33). Bemerkt der Betroffene dies, was keineswegs unbedingt der Fall sein muß, so bemerkt er ein kurzes »Aussetzen« oder »Stolpern«. Wenn man dies bei sich selbst verspürt, sollte man beim Arzt eine Herzstromkurve (EKG) anfertigen lassen, um festzustellen, ob dieser Rhythmusstörung einer Bedeu-

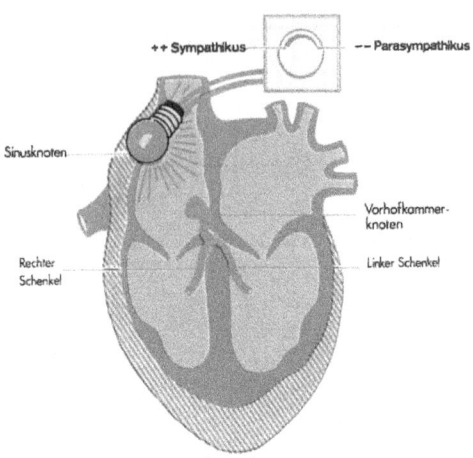

Abb. 32. Das Erregungsbildungs und -leitungssystem des Herzens. Die Impulse gehen vom Sinusknoten aus und werden dort über spezielle Muskelfasern an die Herzmuskulatur verteilt. Damit der Sinusknoten die Schlagzahl nach den Bedürfnissen des Körpers richtet, wird er gewissermaßen zwischen die Zügel der Herznerven genommen. Der Sympathikus beschleunigt ihn im Bedarfsfall, der Parasympathikus verlangsamt ihn.

tung zukommt oder nicht. Meist wird der Arzt, um eine möglichst umfassende Aussage zu erhalten, eine Herzstromkurve über 24 Stunden *(Langzeit-EKG)* veranlassen. Die Ursachen für solche Extraschläge können ungeheuer vielfältig sein. Fast jede Herzkrankheit löst solche Herzrhythmusstörungen aus. Sie können aber auch »rein nervös« verursacht sein, also durch Fehlimpulse der Herznerven, und haben dann keine größere Bedeutung.

Unangenehmer ist schon ein *anfallsweises Herzjagen*, das besonders auch bei Sportlern auftreten kann. Hier kreist gewissermaßen ein elektrischer Impuls ständig von den Vorkammern zur Hauptkammer hin und her, es setzen schlagartig hohe Herzfrequenzen ein von etwa 200 pro Minute, die zwischen Sekunden und Stunden anhal-

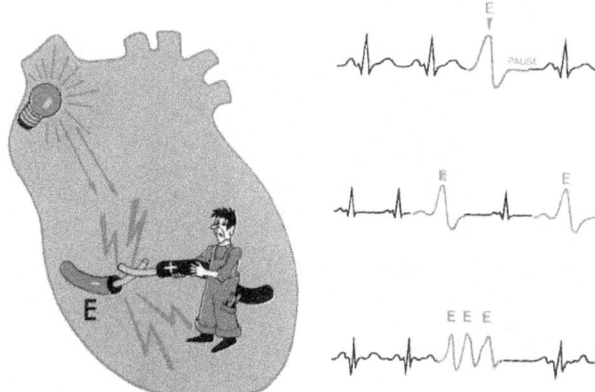

Abb. 33. Extrasystolen (E): Ausgehend von einem Störherd entsteht ein Impuls, bevor die normale Erregung vom Sinusknoten eintrifft. Im obersten EKG-Streifen ist eine solche Extrasystole dargestellt. Sie zeigt ein anderes Bild als die normalen Herzschläge. Bis zum nächsten Herzschlag entsteht eine kurze Pause, die als »Stolpern« bemerkt werden kann. Die Bedeutung der Extraschläge ist sehr unterschiedlich. Ernstgenommen werden müssen besonders solche Extraschläge, die gehäuft auftreten (zweiter Streifen) oder in Form von Salven (dritter Streifen) vorkommen.

ten können (Abb. 34a). Beobachtet man so etwas bei sich, sollte man auf jeden Fall mit seinem Arzt sprechen. Günstig ist es, wenn im Anfall ein EKG beschrieben wird, um festzustellen, welcher Art diese Herzrhythmusstörung ist.

Eine weitere häufige Herzrhythmusstörung ist die *völlige Pulsunregelmäßigkeit* (Abb. 34b). Dabei schlagen die Herzvorkammern nicht mehr normal, sondern sie flimmern in sich. Die Impulse erreichen deshalb die Herzkammern nur sehr unregelmäßig. Mit dieser Herzrhythmusstörung kann man sehr gut leben. Bei vielen älteren Menschen besteht sie, ohne daß sie dies merken. In anderen Fällen steckt eine Herzkrankheit, insbesondere ein Herzklappenfehler oder eine Überfunktion der Schilddrü-

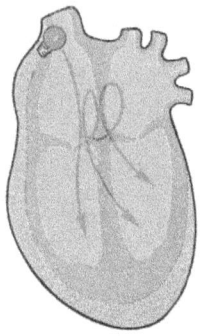

Abb. 34a. Herzjagen: meist bestehen hierbei »Fehlverdrahtungen«. Der vom Sinusknoten stammende Impuls läuft von der Herzkammer zurück zum Vorhof, dann wieder zur Kammer und so weiter. Es entsteht eine sehr schnelle Herzschlagfolge.

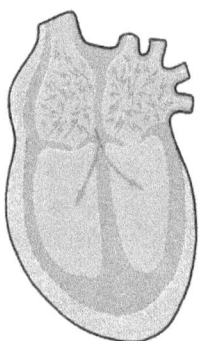

Abb. 34b. Völlige Pulsunregelmäßigkeit: Dahinter steckt ein Flimmern der Herzvorhöfe. Jede Muskelfaser der Vorhöfe zuckt unkoordiniert für sich selbst, die Impulse werden völlig unregelmäßig an die Herzkammern weitergegeben und führen zu entsprechend unregelmäßigen Schlagfolgen.

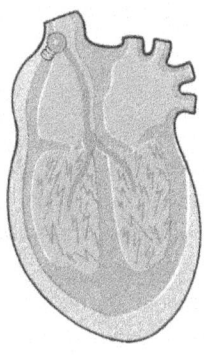

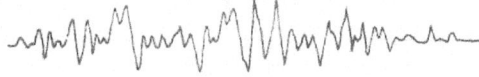

Abb. 34c. Herzkammerflimmern: Die gefährlichste Form der Herzrhythmusstörung ist das Herzkammerflimmern. Die Herzkammer flimmern in sich und können dadurch kein Blut mehr pumpen. Das EKG zeigt völlig ungeordnete Zacken.

se, dahinter. Man sollte auf jeden Fall eine Abklärung durch den Arzt veranlassen.

Die gefährlichste aller Rhythmusstörungen ist das sog. *Herzkammerflimmern* (Abb. 34c). Dabei geht die Ordnung des Herzschlags verloren, jede Herzmuskelfaser zuckt für sich alleine. Ein regelrechtes Pumpen ist dann nicht mehr möglich. Es tritt gewissermaßen ein »elektrischer Herzstillstand« ein. Wenn nicht innerhalb von 5 Minuten sofortige Hilfe einsetzt, bedeutet dies den Tod. Der plötzliche Herztod ist in Deutschland eine der häufigsten Todesursachen. Etwa 100.000 Menschen sterben jährlich daran. In den seltensten Fällen wird bei einem Herzkammerflimmern direkt ein Arzt daneben stehen, weshalb es absolut wichtig ist, daß jeder weiß, wie er sich in solchen Fällen zu verhalten hat. Dies kann für den Betroffenen lebensrettend sein. Erforderlich ist es in diesem Fall, den Kreislauf durch eine äußere Herzmassage und die Atmung durch eine Mund-zu-Nase-Atmung zu ersetzen, wie dies in Abb. 12 dargestellt ist. Jeder kann das in entsprechenden Kursen lernen und sollte es, so oft sich Gelegenheit dazu ergibt, üben, damit man im Notfall »fit« ist.

Die Ursache des Herzkammerflimmerns ist sehr unterschiedlich. Es kann bei den verschiedensten Herzkrankheiten auftreten. Auch ein Herzinfarkt kann die Ursache sein (s. Stichwort Herzinfarkt). In seltenen Fällen kann es auch durch bestimmte Formen von gefährlichen Extraschlägen ausgelöst werden. Manchmal liegt die Ursache in Störungen in der Salzzusammensetzung des Körpers, beispielsweise durch eine unvernünftig durchgeführte Hungerkur in Form eines absoluten Fastens. Mögliche Ursachen sind ferner elektrische Stromstöße, Medikamentenvergiftung usw.

Schließlich können Herzrhythmusstörungen auch die Folge von *Blockaden* im Herzen sein. Der elektrische Impuls wird über bestimmte Bahnen auf das Herz verteilt. Diese können an verschiedenen Stellen unterbrochen werden. Eine Unterbrechung der Bahn zur linken Herzkammer führt zum *Linksschenkelblock,* der der rechten Bahn zum *Rechtsschenkelblock.* Für die Herzfunktion ist dies verhältnismäßig bedeutungslos, ganz im Gegensatz zum *kompletten Herzblock.* Hierbei ist die Bahn von den Vorhöfen zu den Herzkammern vollständig unterbrochen. Dies kann ständig der Fall sein, dann schlägt das Herz mit einer sehr langsamen Schlagzahl, die von den Kammern selbst ausgeht. Eine solche Blockierung kann auch nur zeitweise auftreten, sie ist dann mit plötzlichen Ohnmachtsanfällen verbunden. Bei häufigeren Ohnmachtsanfällen wird man daher immer auch zur Abklärung ein EKG über 24 Stunden veranlassen. Bei einem kompletten Herzblock wird im allgemeinen die

Behandlung mit einem künstlichen *Herzschrittmacher* erforderlich.

Sport und Herzrhythmusstörungen

Da viele Menschen unter Herzrhythmusstörungen leiden, stellt sich die Frage, inwieweit man Sport treiben kann, wenn sie auftreten, sehr häufig. Die Problematik wird noch dadurch verstärkt, daß Herzrhythmusstörungen oft erst durch körperliche Belastung ausgelöst werden. Viele Menschen merken ihr »Herzstoplern« erst dann, wenn sie gelegentlich einmal beim Sport an den Puls fassen. Auch das »anfallsweise Herzjagen« wird oft durch Sport, meist bei ganz bestimmten Bewegungen wie plötzliches Drehen, Sprung ins Wasser, Schwimmen etc. ausgelöst. Bei einem vorgeschädigten Herzen kann eine zusätzliche Beanspruchung durch körperliche Belastung zu einer Überforderung führen und damit ein gefährliches Herzkammerflimmern verursachen. Bei großen Volksläufen passiert es immer wieder, daß plötzlich jemand tot zusammenbricht. Fast immer ist hierfür die Ursache ein Herzkammerflimmern bei einer Herzkrankheit, die dem Betroffenen vorher oft nicht bekannt war.

Wegen dieser Zusammenhänge sollte man auf jeden Fall dann, wenn man bei sich Herzrhythmusstörungen verspürt, den Arzt fragen, ob man Sport treiben kann, und was man dabei berücksichtigen sollte. Dieser wird meist neben dem bereits erwähnten 24-Stunden-EKG auch ein Belastungs-EKG veranlassen. Die meisten Herzrhythmusstörungen sind, wie gesagt, harmlos. In anderen Fällen ist zumindest eine gewisse Vorsicht erforderlich. Wer zum Beispiel unter *anfallsweisen Herzrhythmusstörungen* leidet, sollte sich nicht gerade durch Sport in gefährliche Situationen bringen, wie Tauchen oder Berg-

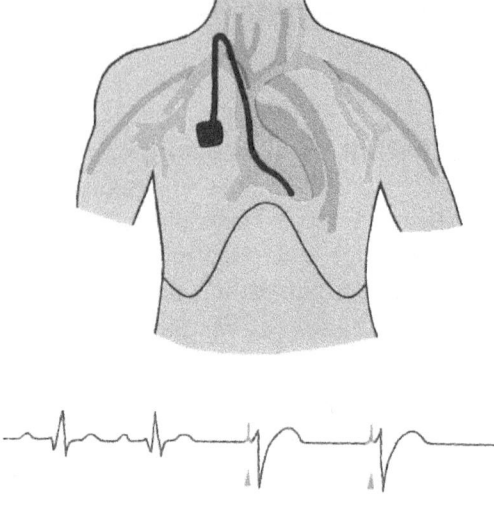

Abb. 35. Herzschrittmacher: Von einer unter die Haut eingesetzten Batterie führt eine Sonde über die großen Adern in das rechte Herz hinein. Hier wird fortlaufend das EKG registriert. Bleibt eine Zacke zu lang aus, gibt der Schrittmacher von sich aus einen elektrischen Impuls, der das Herz zum Schlagen bringt. Das Einsetzen der Schrittmachertätigkeit ist markiert.

steigen, bei denen im Anfall keine Hilfe möglich ist. Auch bei der *absoluten Pulsunregelmäßigkeit* können viele Menschen durchaus Sport treiben, wenn auch nicht gerade Leistungssport. In anderen Fällen wird eine medikamentöse Behandlung notwendig sein. Hier liegt jeder Einzelfall anders, eine Besprechung mit dem Hausarzt ist daher notwendig.

Besondere Probleme können bei *Herzschrittmachern* auftreten. Es handelt sich hierbei gewissermaßen um kleine Batterien, die unter die Haut eingesetzt werden. Von ihnen führt ein elektrisches Kabel ins Herz (Abb. 35). Blockiert das Herz, wird diese Phase durch kleine Stromstöße überbrückt. Ob man mit einem Herzschrittmacher Sport treiben darf oder nicht, hängt jeweils sehr von der Krankheit ab, die zum Einsetzen des Schrittmachers führte, sowie von der Art des Schrittmachers. Wenn der Betroffene ständig auf die Zahl der Impulse angewiesen ist, die der Schrittmacher abgibt, meist 72 Schläge/min, so kann man natürlich mit dieser Herzschlagzahl keine »großen Sprünge« machen und ist wenig belastbar. Dient der Herzschrittmacher dazu, nur zweimal im Jahr ein kurzes Blockieren des Herzens zu überbrücken, so ist man damit gewissermaßen ein ganz »normaler Mensch«.

Oft stellt sich auch die Frage, ob man den künstlichen Schrittmacher mechanisch belasten darf, ob nicht etwa beim Aufschlag im Tennis die Sonde aus dem Herzen herausgerissen werden kann. Dies ist bei den heutigen Schrittmachern meist nicht mehr möglich. Trotzdem sollte sich der rechtshändige Tennisspieler, falls der Arzt ihm trotz Schrittmachers weiterhin Tennis erlaubt, die Batterie lieber auf der linken Seite einsetzen lassen.

Diese wenigen Beispiele zeigen, daß also auch trotz Herzschrittmacher körperliche Betätigung möglich sein kann. Es handelt sich hier gewissermaßen um eine Spezialwissenschaft. Man sollte sich mit dem Hausarzt darüber beraten und eventuell einen Kardiologen aufsuchen, falls der Hausarzt hierzu rät.

Krampfadern und andere Erkrankungen der Venen

Das Krankheitsbild

Die Krampfadern werden hier stellvertretend für die Fülle von Krankheiten der Venen besprochen.

Venen sind diejenigen Blutgefäße, die das Blut zum Herzen zurückführen. Damit das Blut sich in den Venen

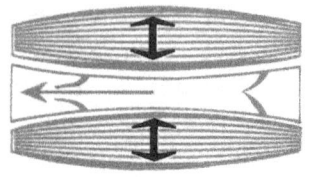 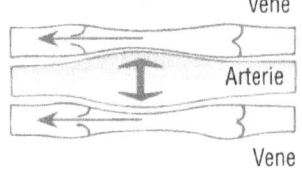

Abb. 36a. Bluttransport in den Venen durch die Muskelpumpe. **b** Übertragung der arteriellen Druckwelle auf den venösen Rückstrom.

nicht staut, hat die Natur einen sinnreichen Klappenapparat in sie eingebaut (Abb. 36). Diese Klappen sorgen dafür, daß das Blut immer herzwärts zurückströmt und der Druck auf die Venenwand beim aufrechten Stehen nicht zu groß wird. Die Muskulatur drückt auf die Venen und preßt das Blut zum Herzen zurück, ein Vorgang, der als *Muskelpumpe* bezeichnet wird. Durch die Bedingungen des Zivilisationslebens werden unsere Venen stark strapaziert. Dazu führen das viele Sitzen, mangelnde Bewegung, Übergewicht, das den Rückstrom des Bluts zum Herzen behindert, oder berufsbedingtes Stehen. Von Venenerkrankungen betroffen sind vor allem auch Frauen nach mehreren Schwangerschaften, da das werdende Kind den Rückstrom des Bluts aus den Beinvenen behindert. Nicht zuletzt spielen auch Erbfaktoren eine wichtige Rolle. Die Neigung zu Krampfadern wird begünstigt durch relativ schwach ausgeprägte Venenwände, eine Eigenschaft, die vererbt wird. Die Folge ist ein Blutrückstau in die Venen. Diese werden aufgedehnt, die Klappen werden zerstört, es entstehen Venenknoten, die »Krampfadern« bzw. Varizen, wie sie in der Fachsprache heißen. Durch den gestörten Blutrückfluß können Schmerzen verursacht werden. Die Stauung des Blutes kann dazu führen, daß die Venenwand gereizt wird, es entstehen *Venenentzündungen.* Das Blut kann dann in diesen gestauten Knoten gerinnen

(Thrombus). Dieses Blutgerinsel kann sich im schlimmsten Fall loslösen, mit dem Blut über das Herz bis in die Lunge verschleppt werden und die Lungengefäße verstopfen. Die gefürchtete *Lungenembolie* entsteht, eine häufige Todesursache bei Patienten mit Krampfadern, die nach einer Operation im Bett liegen müssen.

Nicht immer sind Krampfadern von außen erkennbar, besonders dann nicht, wenn sie in der Tiefe liegen. Eine Verstopfung durch Blutgerinnsel führt dann zu einer Abflußbehinderung, das Bein schwillt an. Wer bei sich beobachtet, daß ein Bein an Umfang deutlich zunimmt, sollte unverzüglich den Arzt aufsuchen, denn dahinter können immer solche gefährliche Blutgerinnsel (Thrombosen) stecken.

Sport und Krampfadern

Bewegung fördert den Blutrückfluß. Wird das Venensystem regelmäßig durch die Muskelpumpe trainiert, ist die Gefahr der Krampfaderbildung geringer. Wer also von seiner Familie weiß, daß Venenerkrankungen häufig sind oder durch seinen Beruf (vieles Stehen) oder durch mehrere Geburten gefährdet ist, sollte auf jeden Fall etwas tun, um die Entstehung von Krampfadern zu verhindern.

Die beste sportliche Betätigung aus dieser Sicht ist das *Schwimmen,* denn der Körper liegt in waagerechter Haltung im Wasser, der Rückfluß des Blutes wird begünstigt. Positiv wirkt hier auch der Wasserdruck auf die Venen von außen. Vorzugsweise sollte in kaltem Wasser geschwommen werden, da Kälte die Venen zusammenziehen läßt. Diese Wirkungen können auch durch *Wassertreten* erzielt werden. Bei weniger stark ausgeprägten Krampfadern kann der Reiz beim Sprung ins kalte Wasser nach der *Sauna* sehr positiv sein. Grundsätzlich ist aber die Sauna durch die zusätzliche Aufdehnung der Venen während der Hitzephase bei ausgeprägten Krampfadern ungünstig. Hier sollte man vorher mit dem Arzt sprechen. Das *Joggen* ist wegen der aufrechten Körperhaltung ungünstig, ebenso alle Bewegungsformen, bei denen der Rückfluß aus den Beinvenen behindert wird, beispielsweise *Radfahren*. Das heißt nicht, daß gelegentliches Radfahren für Venenpatienten nicht gut sei. Wenn man sich aber eine Sportart aussucht, sollte man nicht gerade Tourenradfahren wählen. *Gymnastik* und *Spielsportarten,* wie *Tennis* und *Volleyball,* mit stark wechselnden Bewegungsmustern sind dagegen günstig.

Immer dann, wenn es zu Entzündungs- und Stauungserscheinungen kommt, wenn die Venen also schmerzhaft sind, das Bein anschwillt, besteht die Gefahr, daß ein Gerinnsel fortgerissen wird, wie oben beschrieben. In diesem Fall sollte man mit dem Sport aussetzen und den Arzt aufsuchen.

Krebserkrankungen

Das Krankheitsbild

Von Krebs (Abb. 37) spricht man, wenn Körperzellen anfangen zu wachsen, sich unkontrolliert vermehren, sich loslösen und in anderen Körperteilen ansiedeln *(Tochtergeschwülste = Metastasen).* Häufig sind die Auslösefaktoren für den Krebs bekannt, ganz besonders das Rauchen für den Lungenkrebs oder allzu viele UV-Strahlen für den Hautkrebs. Soweit als möglich, sollte man diese Risikofaktoren also meiden. In vielen Fällen kann die Entstehung eines Krebses rechtzeitig durch Vorsorgeuntersuchungen erkannt werden, beispielsweise der Vorsteherdrüsenkrebs bei Männern oder der Gebärmutter-

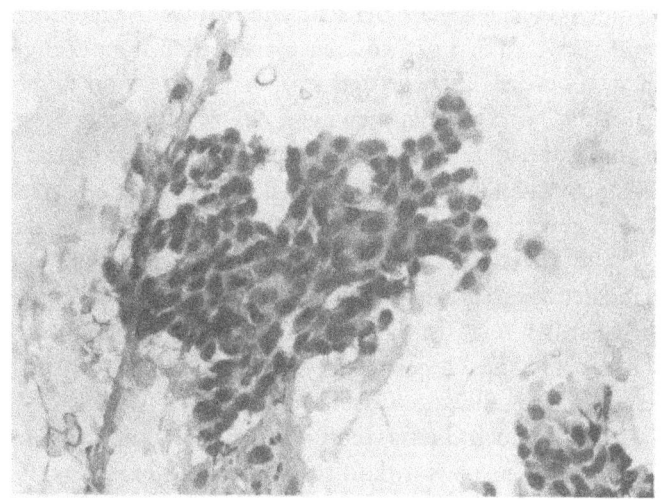

Abb. 37. Krebszellen unter dem Mikroskop (252fach vergrößert).

und Brustkrebs bei Frauen. Bei frühzeitiger Erkennung bestehen für viele Krebserkrankungen gute Heilungschancen, deshalb sind die kostenlos angebotenen Vorsorgeuntersuchungen so wichtig.

Sport und Krebs

In neuerer Zeit mehren sich die Anzeichen dafür, daß man durch regelmäßige sportliche Aktivität auch der Krebsentstehung vorbeugen kann. Nach einer amerikanischen Statistik weisen fitte Menschen eine um den Faktor 5 geringere Krebshäufigkeit auf als »unfitte«. Als mögliche Mechanismen kann man sich vorstellen, daß durch Sport das Abwehrsystem verbessert wird. Wahrscheinlich entstehen in jedem Menschen irgendwann bösartige Zellen, die normalerweise vom Abwehrsystem erkannt und vernichtet werden. Unter ungünstigen Bedingungen, beispielsweise bei schlechter Abwehrlage infolge anderer Krankheiten, können diese Zellen dann »angehen« und den Krebsprozeß starten. Es ist schon immer eine alte Volksweisheit gewesen, daß regelmäßiger Sport »abhärtet«, daß also Sporttreibende gegen Krankheiten weniger anfällig sind. Aber auch hier sei vor Übertreibung gewarnt! Intensiver Hochleistungssport kann das Abwehrsystem schwächen, wie dies die Anfälligkeit von Hochleistungssportlern gegenüber Infektionskrankheiten gelegentlich zeigt. Ist das Abwehrsystem durch vernünftig betriebenen Sport gestärkt, kann es andererseits auch eine Vorbeugung gegen Krebserkrankungen sein.

Aber auch dann, wenn sich eine Krebserkrankung bereits entwickelt hat, kann der Sport zu ihrer Bewältigung beitragen. Wird die Krebserkrankung rechtzeitig erkannt, kann heute in vielen Fällen durch Operation, Bestrahlung oder mittels Medikamenten Heilung erzielt werden. Der Sport hilft den Betroffenen in der Gruppe, die Folgen der Krebserkrankung sowohl seelisch als auch sozial besser zu bewältigen. Darüber hinaus wird durch Sport die Abwehrlage verbessert, was einem Wiederaufflackern der Krebserkrankung vorbeugen kann. Es haben sich daher schon an verschiedenen Stellen *Krebsnachsorgegruppen* gebildet, in denen der Sport eine wichtige Rolle spielt, ganz besonders für Frauen nach Brustkrebsoperationen.

Leberkrankheiten

Das Krankheitsbild

Zu den häufigsten Ursachen von Leberkrankheiten gehören Infektionen mit speziellen Krankheitserregern, den Viren, die infektiöse *Gelbsucht* (Hepatitis). Diese wird in einer verhältnismäßig harmlosen Variante (Typ A) über Nahrungsmittel oder verunreinigtes Wasser übertragen. Sie tritt dann oft in Form kleinerer Epidemien auf. Besonders bei Auslandsreisen in hygienisch problematische Gegenden sollte man sich dagegen schützen. Gefährlicher verläuft diejenige Gelbsucht, die über das Blut übertragen wird (Typ B) und in eine chronische Leberentzündung übergehen kann. Eine häufige weitere Ursache für Lebererkrankungen ist ferner der Alkoholmißbrauch (Stichwort Alkoholismus). Schließlich kann auch eine allzu fettreiche Ernährung zur Ablagerung von Fetten in der Leber, zu einer Leberverfettung, führen. Alle diese Lebererkrankungen können letztlich in der *Schrumpfleber* (Leberzirrhose) münden.

Sport und Leberkrankheiten

Der Sport in der Gemeinschaft kann eine Verbreitungsquelle für Leberkrankheiten sein, wenn sie ansteckend sind. So geschehen bei den Fußballspielern der deutschen Weltmeistermannschaft 1954 in Bern, die alle an Gelbsucht erkrankten.

Der Zusammenhang zwischen Leberkrankheiten und Sport soll hier aber aus einem anderen Grund aufgezeigt werden. Früher war körperliche Schonung für den Leberpatienten gewissermaßen erste Bürgerpflicht, um »die Leber zu entlasten«. Heute weiß man, daß das Gegenteil der Fall ist. Die Muskulatur ist nicht zuletzt auch ein wichtiges Stoffwechselorgan. Regelmäßige muskuläre Belastung entlastet die Leber. Körperliche Aktivität trägt ferner zur Stabilisierung des Kreislaufs bei und vermindert die häufigen Beschwerden bei Lebererkrankungen, wie Müdigkeit, Schlappheit und Leistungsschwäche. Bei einer akuten Lebererkrankung, beispielsweise bei einer intensiv verlaufenden Gelbsucht, sollte man sich, wie bei allen akuten Erkrankungen, ruhig verhalten. Bei chronischem Verlauf ist dagegen regelmäßige Bewegung sinnvoll. Natürlich muß diese unter ärztlicher Überwachung, unter Kontrolle der Leberwerte im Blut, erfolgen. Leistungssport ist mit einer Lebererkrankung nicht möglich.

Magersucht

Das Krankheitsbild

Von der Magersucht sind überwiegend jüngere Frauen betroffen. Der Hintergrund liegt stets in psychischen Problemen. Die Nahrungsverweigerung ist gewissermaßen ein unbewußter Hilfeschrei. Oft ist es gerade auch die Forderung unserer Gesellschaft nach einem nicht immer vernünftigen Schlankheitsideal, die in übertriebener Magersucht mündet. Bei einer besonderen Form der Magersucht (Bulimie) wechseln »Freßorgien« mit Erbrechen, d. h. die aufgenommene Nahrungsmenge wird wieder durch künstlich ausgelösten Brechreiz abgegeben.

Sport und Magersucht

Magersüchtige versuchen häufig durch einen ausgeprägten Bewegungsdrang ihre Magerkeit noch zu verstärken. Bei extremem Leistungssport, speziell bei Langläuferinnen, kann man nicht selten Magersucht beobachten, wobei es dann manchmal schwer zu entscheiden ist, ob die Magersucht als Folge des Sports entstanden ist oder ob umgekehrt eine vorhandene Magersucht zum Sport geführt hat. Theoretisch sollte man also Magersüchtigen den Sport untersagen, damit weniger Kalorien verbraucht werden. Meistens ist es jedoch besser, man nützt die Bewegungsfreude der Magersüchtigen aus, indem man ihnen die Erlaubnis von Bewegung gewissermaßen als »Belohnung« für Gewichtszunahme verspricht. Die Bewegung sollte dann allerdings in einer Form geschehen, die wenig Kalorien verbraucht. Also keine Ausdauerbelastungen. Günstig sind dagegen Spielsportarten mit weniger Bewegung, wie Volleyball, Tischtennis oder Kegeln. Die gruppendynamischen Prozesse tragen ferner zur Überwindung der zugrundeliegenden psychologischen Schwierigkeiten bei.

Muskelkrankheiten

Das Krankheitsbild

Muskelkrankheiten treten in vielfältiger Form auf, sie sind glücklicherweise nicht allzu häufig. Erwähnt werden soll hier die sog. *Muskeldystrophie,* also der krankhafte Muskelschwund. Ursache ist eine ererbte Stoffwechselstörung des Muskels, die geschlechtsgebunden vererbt wird. Betroffen sind vor allem Jungen. Bei diesen entwickelt sich die Muskulatur nicht richtig, sie zerfällt zunehmend, oft sterben die betroffenen Kinder im Alter von spätestens 20 Jahren an Atemlähmung, da auch die Atemmuskulatur zu schwach wird.

Sport und Muskelschwund

Durch regelmäßige Bewegungstherapie, ganz besonders Krankengymnastik, gelingt es zwar nicht, den

Muskelschwund aufzuhalten, die gesunden Muskelfasern werden aber gekräftigt, die Ausfallserscheinungen werden vermindert. Nach bisherigen Erfahrungen besteht nicht die Gefahr, daß die krankhaft geschädigten Muskelfasern zusätzlich überlastet werden.

Raucherbein

Das Krankheitsbild

Der medizinische Fachausdruck lautet *Arterielle Verschlußkrankheit*. Man versteht hierunter eine Gefäßverkalkung (s. Stichwort Arteriosklerose) an den Schlagadern der Beine. Betroffen sind, wie der Name sagt, vor allem Raucher in mittlerem Lebensalter. Auch bei Nichtrauchern tritt die Erkrankung auf, dann allerdings meist erst in späteren Lebensabschnitten. Die Einengung der Beinschlagadern führt dazu, daß die Beine zu wenig Blut erhalten. In Ruhe ist die Durchblutung zunächst noch völlig ausreichend. Die ersten Symptome treten daher bei Belastung auf, wenn eigentlich eine verstärkte Durchblutung notwendig wäre. Sie zeigen sich vor allem in dumpfen Schmerzen, die in der Wade angegeben werden. Der Betroffene muß stehen bleiben und warten, bis der Schmerz vorbei ist. Unter zunehmender Einengung der Blutgefäße werden die Gehstrecken immer kürzer. Schließlich reicht die Durchblutung auch in Ruhe nicht mehr aus, es entstehen Ruheschmerzen. Wenn die Gefäßeinengung hochgradig ist, können Teile des Beines absterben, beginnend mit den Zehen. Dann wird eine Amputation notwendig. Besonders häufig ist dies der Fall, wenn solche Durchblutungsstörungen auf dem Boden einer Zuckerkrankheit entstehen (s. Stichwort Zuckerkrankheit).

Sport und Raucherbein

Der Bewegung kommt beim Raucherbein eine wichtige Rolle zu. Es ist eine alter Erfahrung, daß es durch ein spezielles Training gelingt, die schmerzfreie Gehstrecke zu verlängern. Durch ein solches Training bilden sich vermehrt neue kleine Blutgefäße (Haargefäße oder auch Kapillare genannt), wenn nicht sogar Umgehungen um die verschlossene Stelle herum (Kollateralen). Der Betroffene lernt, geschickter zu gehen und seine eingeschränkte Durchblutung besser auszunutzen. Durch Bewegung paßt sich auch der Stoffwechsel an. Die Katalysatorsysteme, also die Muskelenzyme, werden verbessert. Dadurch wird der Sauerstoff besser ausgenutzt, die Übersäuerung setzt später ein und damit auch der typische Durchblutungsschmerz. Alle diese Vorteile haben dazu geführt, daß die Bewegungsbehandlung Standard im Rahmen der Betreuung von Patienten mit »*Raucherbein*« geworden ist. An den verschiedensten Orten haben sich jetzt schon Selbsthilfegruppen, sog. *Gefäßgruppen*, gebildet, in denen der Sport eine zentrale Rolle spielt.

Selbstverständlich muß aber auch sein, daß die Risikofaktoren für die Entstehung der Erkrankung beseitigt werden. Mit dem Rauchen muß spätestens vom Tag der Stellung der Diagnose Schluß sein. Zuckerkrankheit und fehlerhaft zusammengesetzte Blutfette müssen ausreichend behandelt werden. Bei Übergewicht muß das Gewicht reduziert werden, da es eine erhöhte Belastung für die ohnehin schon durchblutungsgestörten Beine ist (s. Stichwörter Übergewicht und Durchblutungsstörungen).

Rheumatismus

Das Krankheitsbild

Das Wort Rheuma bedeutet zunächst nichts anderes als Schmerz. Unter Rheumatismus im engeren Sinne versteht man allerdings spezielle Erkrankungen, besonders der Gelenke, die als Folge einer Überempfindlichkeit entstehen. Beim sog. akuten Gelenkrheumatismus besteht diese Überempfindlichkeit gegenüber bestimmten Bakterien (Streptokokken). Er verläuft meist mit hohem Fieber und schmerzhaft angeschwollenen Gelenken.

Die Ursache für den chronischen Gelenkrheumatismus ist meist unbekannt. Betroffen sind überwiegend Menschen im mittleren Lebensalter, Frauen häufiger als Männer. Es kommt zu chronisch verlaufenden Entzündungen der Gelenke, beginnend vor allem mit den sog. kleinen Gelenken, also den Finger- und Zehengelenken. Der Verlauf ist schubweise und sehr unterschiedlich. In schweren Fällen kann es zu einer ausgeprägten Bewegungsbehinderung bis hin zur völligen Bettlägerigkeit kommen. Glücklicherweise stehen heute sehr gute Medikamente zur Behandlung dieser chronischen Erkrankung zur Verfügung.

Sport und Rheumatismus

Die Bewegungsbehandlung gehört zu den wichtigsten Maßnahmen bei einem Rheumatismus. Durch Bewegung werden die Muskeln gekräftigt, die sich während der Ruhephasen zurückgebildet haben. Sie überwinden den erhöhten Widerstand an den entzündeten Gelenken und helfen, diese beweglich zu halten. Narbige Schrumpfungen an den Gelenken werden vermindert. Während einer akuten Phase der Entzündung ist Ruhigstellung erforderlich. Überbelastung kann sich schädlich auswirken. Daher wird bei einem schweren Gelenkrheumatismus die Bewegungsbehandlung am besten von einer gut ausgebildeten Krankengymnastik ausgeführt. Bei leichteren Verläufen lernt der Betroffene, die für ihn optimalen Bewegungsformen alleine auszuführen. Bei leichten Formen ist auch Sport in den verschiedensten Formen möglich. Als Grundregel kann gelten, daß der »Rheumatiker« alles durchführen kann, was ihm keine Beschwerden bereitet. Besonders günstig ist Schwimmen vor allen in warmem Wasser. Die Wärme entspannt die Muskulatur und weicht das verhärtete Bindegewebe der Gelenke auf.

Schlaganfall und Hirngefäßverkalkung

Das Krankheitsbild

Der Schlaganfall ist eine der häufigsten Todesursachen in Deutschland. Mehr als 300.000 Menschen erleiden jährlich dieses Schicksal, ca. 150.000 Menschen sterben daran. Der Schlaganfall ist in den meisten Fällen das Ergebnis der Gefäßverkalkung (s. Stichwort Arteriosklerose), wenn sie die Arterien betrifft, die das Gehirn versorgen (Zerebralsklerose). Der wichtigste Risikofaktor hierfür ist der Bluthochdruck (s. Stichwort). Die *Symptome der Zerebralsklerose* zeigen sich in den »typischen Verkalkungserscheinungen« bei älteren Menschen: wachsende Vergeßlichkeit, Schlafstörungen, Stimmungsschwankungen wie Depressionen, aber auch Bewegungsstörungen. Die typische Bewegungsarmut bei älteren Menschen, oft verbunden mit Muskelzittern (Parkinson-Krankheit), hängt mit der Zerebralsklerose zusammen.

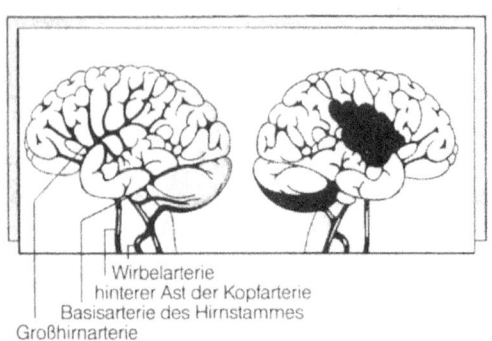

Wirbelarterie
hinterer Ast der Kopfarterie
Basisarterie des Hirnstammes
Großhirnarterie

Abb. 38. Arteriosklerotische Gefäße im Gehirn führen zur Hirngefäßverkalkung, der »Zerebralsklerose«. Wenn ein solches Gefäß reißt, entsteht eine Blutung, der gefürchtete Schlaganfall *(rechts)*. Die Leitungsbahnen sind unterbrochen, und die gegenüberliegende Körperhälfte ist gelähmt.

Bevor es zum großen Schlaganfall kommt, gehen oft kleinere Symptome, vorübergehende, kurzfristige Lähmungen, voraus. Der große *Schlaganfall* (Apoplexie) wird meistens durch eine Blutung in das Gehirn ausgelöst (Abb. 38). Durch plötzliche Blutdrucksteigerungen, etwa beim Heben eines schweren Gegenstandes, bei Aufregung, beim Anschieben eines Autos, reißt ein verkalktes Blutgefäß im Gehirn. Es blutet in die Hirnmasse hinein. Ist die Blutung sehr stark, werden wichtige Zentren vernichtet, vor allem die Steuerung von Atmung und Kreislauf, der Tod tritt ein. Wird der Schlaganfall überlebt, so werden oft die Nervenbahnen unterbrochen, die die Körperbewegungen steuern. Es kommt zur Lähmung einer halben Körperseite *(Halbseitenlähmung)*. Wenn die Blutung wieder aufgesaugt worden ist, können sich die Lähmungen weitgehend oder sogar vollständig zurückbilden, oft bleiben aber dauernde Lähmungserscheinungen erhalten.

Da der Körper im Gehirn gewissermaßen seitenverkehrt dargestellt ist, führt eine Blutung in der linken

Hirnhälfte zu einer Lähmung der rechten Körperseite und umgekehrt. Die rechte Körperseite bzw. die linke Hirnhälfte sind bei den meisten Menschen die dominierenden. Aus diesem Grund ist in der linken Gehirnhälfte auch das Sprachzentrum untergebracht. Rechtsseitige Lähmungen gehen daher bei Rechtshändern mit Sprachstörungen einher, das umgekehrte trifft für Linkshänder zu.

Sport und Schlaganfall

Der Schlaganfall steht hier stellvertretend für das ganze Krankheitsbild der Hirngefäßverkalkung. Ein Nachlassen der Gehirnfunktion ist im Alter mehr oder minder zwangsläufig gegeben, nicht nur als Folge von Durchblutungsstörungen, sondern auch weil natürlicherweise nach der Geburt täglich Gehirnzellen absterben. Trotzdem hat das Gehirn ungeheuer große Reserven. Es gibt Menschen, die bis in ein sehr hohes Lebensalter geistig völlig fit sind. Unsere Lebenserwartung ist heute schon 72 Jahre für Männer und 79 Jahre für Frauen. Viele Menschen werden noch wesentlich älter. Um diese hohe Lebenserwartung sinnvoll auszunutzen, gilt es, unsere Gehirnfunktion zu erhalten. Das Gehirn ist schließlich der Sitz dessen, was den Menschen eigentlich als denkendes Wesen ausmacht. Hierbei spielt auch der Sport eine wichtige Rolle, weil er den Risikofaktoren, die zur Gehirngefäßverkalkung führen, vorbeugt, speziell dem Bluthochdruck und den Fettstoffwechselstörungen.

Wenn bereits Durchblutungsstörungen eingetreten sind, so hilft der Sport, die Folgen zu überwinden. Bewegungsstörungen beispielsweise im Rahmen einer Parkinson-Krankheit oder nach einem Schlaganfall werden ausgeglichen dadurch, daß durch Übung andere Gehirnteile mehr oder minder vollständig die ausgefallenen Funktionen übernehmen. Zu den Besonderheiten der Gehirnfunktion gehört es, daß mit zunehmender Einschränkung alte Funktionen erhalten bleiben, nur die Neuaufnahme ist gestört. Alte Leute können oft noch sehr gut Schillers Glocke vollständig zitieren, Neues aber kaum behalten. Das gleiche gilt für die Bewegung. Um sich auf das Älterwerden vorzubereiten, sollte man daher versuchen, möglichst schon in jüngerem und mittlerem Lebensalter vielfältige Bewegungsformen zu lernen, damit man diese dann bis ins hohe Alter durchführen kann. Auch mit 80 kann man noch, soweit man sonst gesund ist, Tennis spielen, wenn man es von Jugend auf betrieben hat.

Übergewicht

Definition

Das Normalgewicht definiert sich am einfachsten durch die Körpergröße: Körpergröße minus 100. 180 cm große Menschen dürfen somit 80 kg wiegen, um normalgewichtig zu sein. 90 kg würde bedeuten, daß ein Übergewicht von mehr als 10 kg vorliegt. Diese Werte gelten allerdings nur für Erwachsene, für Kinder wären sie zu hoch. Hier gibt es spezielle Tabellen für das Körpergewicht in Abhängigkeit von Alter und Körpergröße. Daneben existiert das sog. *Idealgewicht*. Dabei müssen für den Mann 10 %, für die Frau 15 % vom Normalgewicht in Abzug gebracht werden. Nach der obigen Rechnung wäre dann das Idealgewicht für Männer mit 80 kg bei 180 cm Körpergröße minus 10 % gleich 72 kg, für Frauen minus 15 % gleich 68 kg.

Auch hier ist der Begriff Krankheitsbild nicht ganz richtig, da das Übergewicht an und für sich noch keine Erkrankung darstellt. Das Übergewicht ist aber ein Risikofaktor für zahlreiche andere Krankheiten, ganz besonders für Bluthochdruck, Zuckerkrankheit und Fettstoffwechselstörungen. Die »gesunden Dicken«, die keine Neigung zu diesen Erkrankungen haben, können sich ihr Übergewicht aus gesundheitlicher Sicht durchaus leisten und sollten sich nicht einem falsch verstandenen Schlankheitsideal beugen. Mäßiges Übergewicht verlängert sogar das Leben, für manchen eine tröstliche Botschaft. Jedoch haben sehr viele Menschen mit Übergewicht die genannten Krankheiten. Außerdem trägt ein zu hohes Körpergewicht zu einem vorzeitigen Verschleiß am Bewegungsapparat bei. Bandscheibenschäden und Gelenkverschleiß sind die Folgen. In diesen Fällen wird der Arzt zu einer Gewichtsabnahme raten.

Übergewicht entsteht in allen Fällen aus einem Mißverhältnis von Nahrungsaufnahme und Energieverbrauch, also körperlicher Aktivität. Nur in ganz seltenen Fällen liegt wirklich eine »Drüsenstörung« vor, die viele Übergewichtige für sich in Anspruch nehmen. Auch die Annahme, die »Knochen seien zu schwer« trifft keineswegs zu; das Knochengewicht ist für alle Menschen gleich. Sicher gibt es unterschiedliche Typen von Menschen, manche, die nach ihrer Anlage schlank, andere, die eher stämmig sind. Aber auch dann, wenn man zu den letzteren gehört, wird das Übergewicht durch ein relatives Zuviel an Nahrungsaufnahme bedingt.

Übergewicht und Sport

Fast alle Programme zum Gewichtabnehmen für Übergewichtige beinhalten heute nicht nur eine Einschränkung der Nahrungszufuhr, sondern auch eine Steigerung des Energieverbrauchs durch körperliche Aktivität. Dieser Ratschlag wird nicht immer ohne Protest entgegengenommen. Die wichtigsten Einwände sind folgende:

Vorurteil Nr. 1: Wenn man sich bewegt, verbraucht man zwar Kalorien, man steigert jedoch gleichzeitig den Appetit so stark, daß dies sich gegenseitig mindestens wieder ausgleicht.

Das Gegenteil ist richtig. Jeder, der Sport treibt, weiß, daß es eigentlich kein größeres Problem ist, sein Gewicht konstant zu halten. Wenn man sich körperlich intensiv belastet hat, hat man danach eher weniger als mehr Appetit. Die Regelung unseres Körpergewichts erfolgt von zentralen Steuerungseinheiten im Gehirn aus. Diese gehen von einem sich bewegenden Menschen aus. Sie regeln das Verhältnis von Energieaufnahme durch Nahrung und Energieverbrauch durch Bewegung. Fällt ein Faktor, nämlich Bewegung, aus, so klappt die Rechnung nicht mehr. Übergewichtige geben häufig an, daß sie verhältnismäßig wenig essen. Dies stimmt sogar in vielen Fällen. Auf der anderen Seite findet man bei ihnen, daß sie sich ausgeprägt wenig bewegen. Ein gewisses Maß an Bewegung ist also erforderlich, um das Gewicht zu regeln.

Vorurteil Nr. 2: Durch Sport verbraucht man sehr wenig Energie, so daß sich das nicht lohnt.

Blickt man auf die Tabelle 1, so errechnet sich beispielsweise für eine Stunde oder 10 km Joggen ein Energieverbrauch von 600 Kalorien. Dies entspricht einer Gewichtsabnahme von effektiv nur 100 g verbranntem Körpergewebe. Man wiegt zwar nach dem Joggen meist 1 kg weniger, dieses ist aber nur Wasserverlust durch Schwitzen, der sofort wieder ausgeglichen wird. Anders ausgedrückt: Um 10 kg Übergewicht abzunehmen, muß man 1000 km quer durch Deutschland laufen. Lohnt sich das?

Antwort ja: Die meisten Menschen, die versuchen, durch Hungerkuren oder Patentdiäten abzunehmen, kennen den sog. Jo-Jo-Effekt: Die Kilos, die man sehr rasch abgenommen hat, sind ebenso schnell wieder drauf. Durch Bewegung nimmt man zwar nur langsam, aber dafür stabil ab. Jeden Tag eine halbe Stunde laufen oder eine Stunde gehen, würde 50 g Gewichtsabnahme bedeutet. Das wären, wenn man das einen Monat lang durchhält, 1,5 kg und in einem Jahr 18 kg! Natürlich darf man die durch das Laufen verbrauchte Energie nicht sofort wieder durch erhöhte Energiezufuhr ausgleichen. Eine halbe Stunde Laufen bedeutet 300 Kilokalorien, die man verbraucht. Wenn man hinterher eine Flasche Bier trinkt, hat man dies sofort wieder ausgeglichen. Aber muß es denn Bier sein? Mineralwasser enthält keine Kalorien und gleicht die verlorene Flüssigkeit hervorragend aus! Der Versuch der Gewichtsabnahme wird also nur dann erfolgreich sein, wenn man eine Einschränkung der Nahrungszufuhr mit regelmäßiger körperlicher Aktivität kombiniert.

Viele Übergewichtige wollen sehr rasch abnehmen und sind dann frustriert, wenn sich dies nicht stabilisieren läßt. Tatsächlich ist das Übergewicht ja auch nicht in einem Tag, sondern als Ergebnis von Fehlernährung und Bewegungsmangel über Jahre hinweg entstanden. Diese fehlerhafte Lebensführung hat zu Umstellungen im Stoffwechsel geführt. Die Muskelzelle wird wenig gefordert, sie paßt sich dem an. Sie verliert beispielsweise an Fähigkeit, Kohlenhydrate und Fette zu verbrennen.

Diese Fähigkeit muß sich durch den Ausbau der entsprechenden Katalysatorsysteme (Enzyme) erst wieder verbessern. Somit muß also auch die Gewichtsabnahme langsam erfolgen, um stabil zu bleiben (Abb. 39). Als vernünftiges Ziel kann man sich 2 kg Gewichtsabnahme pro Monat vornehmen. Die Hälfte hiervon sollte in Form

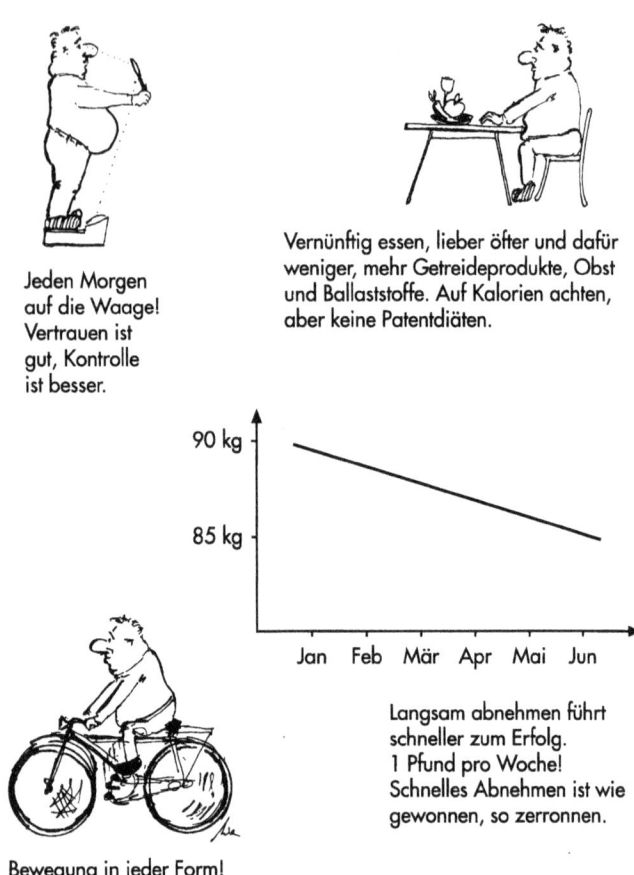

Abb. 39. Einige Grundregeln, um das Unmögliche wahrzumachen, nämlich abnehmen!

einer Ernährungseinschränkung, die andere Hälfte in Form von Bewegung erfolgen. Am besten arbeitet man sich zusammen mit seinem Arzt oder einem Ernährungsberater ein Schema aus, wie es die Tabelle 5 beispielhaft zeigt. Ganz wichtig ist dabei die Kontrolle! Man sollte

Tabelle 5. Gewichtabnehmen ist möglich, auch wenn viele Übergewichtige dies abstreiten. Es bedarf der konsequenten Kombination einer vernünftigen Ernährung mit Bewegung. Im folgenden wird ein Beispiel für ein gezieltes Programm für einen Übergewichtigen (176 cm groß, 90 kg schwer) gegeben.

Ziel der Trainingsempfehlung
- Gewichtsnormalisierung auf 76 kg
- Gewichtsabnahme: 14 kg/7 Monate = 2 kg/Monat
- Gewichtsabnahme durch Sport: 7 kg bzw. 1 kg/Monat
- Erforderlicher Energieverbrauch durch Bewegung: 6000 kcal/Monat = 1400 kcal/Woche

Durchführung der Trainingsempfehlung

Monat	Wöchentl. Kalorienverbrauch (kcal)	Beispiele für monatliche Trainingspläne (Körperliche Aktivität pro Woche)	Kalorienverbrauch (kcal)
1	1100	2 × 25 min Schwimmen 2 × 1 h Spazierengehen (4–5 km/h)	2 × 250 = 500 2 × 300 = 600
2	1200	2 × 1/2 h Schwimmen 2 × 45 min Gehen/Traben im Wechsel	2 × 300 = 600 2 × 300 = 600
3	1300	2 × 1/2 h Schwimmen 2 × 40 min langsames Joggen (ca. 5 km)	2 × 300 = 600 2 × 350 = 700
4	1400	1 × 1 h Schwimmen mit Pausen 2 × 45 min Joggen (ca. 7,5 km)	500 2 × 450 = 900
5	1500	1 × 1 h Schwimmen 2 × 50 min Joggen	500 2 × 500 = 1000
6	1600	2 × 1 h Schwimmen 2 × 55 min Joggen	500 2 × 550 = 1100
7	1700	1 × 1 h Schwimmen 2 × 1 h Joggen	500 2 × 600 = 1200

jeden Tag morgens auf die Waage steigen und die Gewichtswerte protokollieren.

Mit der Zeit kommt es dann zu einer Umstellung des Stoffwechsels. Die Muskelzelle lernt es wieder, vermehrt Kohlenhydrate zu verbrennen. Dadurch wird auch der »Ofen« verbessert, in dem die Fette verbrannt werden (s. Abb. 3). Die Fettgewebe werden mobilisiert. Der Stoffwechsel wird nicht nur unter körperlicher Belastung erhöht. Die pessimistische Kalorienrechnung nach der Tabelle 1 vergißt u.a. auch einen Punkt, der wissenschaftlich bewiesen ist, nämlich die Tatsache, daß nach intensivem Sport der Stoffwechselumsatz und damit auch der Energieverbrauch bis zu 24 Stunden erhöht bleibt!

Welche Sportarten sind für den Übergewichtigen günstig?

Besonders empfehlenswert sind *Ausdauerbelastungen*, die längerfristig durchgeführt werden. Sie fördern in besonderem Maße die Mobilisierung der Fettgewebe. Hinsichtlich der allgemeinen Richtlinien wird auf das Stichwort Ausdauerbelastungen verwiesen. Es wäre allerdings falsch, allen Übergewichtigen monoman das *Joggen* zu empfehlen. Viele können dies nicht, weil sie nicht die Energie haben, um ihre Fettmasse im Laufschritt zu bewegen, bzw. weil bei ihnen Gelenkverschleiß (siehe dort) besteht. Entscheidend für den Übergewichtigen ist daher nicht die Intensität der Belastung, sondern der Umfang. Für die verbrauchten Kalorien ist es weniger wichtig, ob man 5 km joggt oder 5 km wandert. Beim Wandern braucht man hierfür vielleicht 1–1 1/2 Stunden, beim Joggen nur 30 Minuten. Trotzdem ist der Energieverbrauch für die gleiche Strecke beim Joggen nur um 20 % höher als beim Wandern. Hinzu kommt, daß der Übergewichtige eine höhere Körpermasse bewegen muß, die ihm mehr Energie abverlangt. Sein Energieverbrauch für 5 km

Wandern wird somit in der Summe also genau so hoch sein wie beim schlanken Jogger für 5 km Laufen. Wenn sich mit der Zeit das Körpergewicht reduziert und die Leistungsfähigkeit ansteigt, kann man vom Gehen und Wandern auf Joggen übergehen, wie dies im Beispiel der Tabelle 5 gezeigt wird.

Unter den Ausdauersportarten sind besonders diejenigen für Übergewichtige geeignet, bei denen das Körpergewicht getragen wird, wie *Radfahren* und ganz besonders *Schwimmen*. Schwimmen kann gewissermaßen als ideale Bewegungsform empfohlen werden. hier wird nicht nur das Körpergewicht getragen, Übergewichtige haben gegenüber Normalgewichtigen sogar einen Vorteil: ihre Fettschicht dient als Wärmeisolierung. Theoretisch wird beim Schwimmen im kalten Wasser zusätzlich Energie für die Wärmeproduktion benötigt, dies wurde bisher wissenschaftlich aber noch nicht bewiesen. Viele Übergewichtige haben auch das Problem, daß sie ungern ihre Körperfülle im Sportdreß zeigen. Beim Schwimmen haben sie den Vorteil, daß davon 90 % gnädig unterhalb der Wasseroberfläche verborgen bleiben.

Aber selbstverständlich können Übergewichtige jede Sportart ausüben, und jeder Sport führt zu erhöhtem Kalorienverbrauch. Entscheidend ist die Bewegung an sich, die Form, in der sie geschieht, ist sekundär. Anhand von Tabelle 1 und 2 läßt sich ausrechnen, wieviele Kalorien für verschiedene Bewegungsformen verbraucht werden.

Zuckerkrankheit (Diabetes mellitus)

Das Krankheitsbild

Die Zuckerkrankheit ist eine Störung der Verwertung der Kohlenhydrate, als Folge entstehen aber auch Störungen im Fettstoffwechsel. Eine zentrale Bedeutung kommt dem Hormon aus der Bauchspeicheldrüse zu, dem Insulin, das den Blutzucker regelt. Man unterscheidet zwei verschiedene Formen der Zuckerkrankheit: Der Diabetes Typ I betrifft den Jugendlichen. Hier liegt aufgrund einer Erkrankung der Bauchspeicheldrüse eine zu geringe Insulinproduktion vor. In jedem Fall ist ein Ersatz dieses Insulins notwendig. Da Insulin ein Eiweiß ist und im Magen zerstört wird, muß es gespritzt werden.

Beim Diabetes Typ II, der Zuckerkrankheit des älteren Menschen, liegen dagegen meistens genügend Insulinmengen vor, es besteht aber eine zu geringe Empfindlichkeit der Zelle gegenüber der Insulinwirkung. Die Tendenz zu dieser Erkrankung ist erblich. Wenn man dazu neigt, kann man den Ausbruch der Erkrankung durch verschiedene Fehler in der Lebensführung provozieren: Wer sich fehlernährt und damit sein Gewicht erhöht, belastet seine Zuckerregulierung. Durch Bewegungsmangel kommt es zu einer Verminderung der Empfindlichkeit der Muskelzelle gegenüber dem Insulin, da die Zelle in ihrer Verbrennungsleistung weniger gefordert ist.

Ist die Zuckerverwertung gestört, greift der Organismus auf andere Energiequellen zurück, es wird insbesondere die Fettverbrennung verstärkt. Die Blutfettwerte steigen an. Dies führt zu einer verstärkten Neigung zur Gefäßverkalkung (s. auch Arteriosklerose und Fettstoffwechselstörungen). Der Zuckermangel in der Zelle schädigt vor allem auch die Nervenzellen. Eine häufige *Folgeerkrankung* der Zuckerkrankheit sind daher *Nervenent-*

zündungen im Bereich der Arme und Beine. Auch die *Abwehrlage* wird verschlechtert, da die Abwehrzellen zu wenig Energie zu ihrer Verfügung haben. Zu den häufigsten Folgen gehören daher *Nierenentzündungen* durch Bakterien, die über die Harnwege zu den Nieren aufsteigen. Das Nierenversagen führt daher oft zum Tod von Zuckerkranken. Schließlich seien als wichtige Komplikationen noch *Sehstörungen* erwähnt, die durch Störungen in der Zusammensetzung des Glaskörpers des Auges oder Durchblutungsstörungen in der Netzhaut entstehen.

Alle diese Komplikationen machen es erforderlich, eine Zuckerkrankheit möglichst gut zu behandeln. Dies ist heute weitgehend problemlos möglich. Bei einer guten Behandlung können Zuckerkranke alle Folgen vermeiden und ein weitgehend normales Leben führen. Erforderlich ist hierzu insbesondere eine gute Ausbalancierung zwischen Energiezufuhr und Energieverbrauch, also zwischen Nahrungsaufnahme und Bewegung. Beim Typ-I-Diabetes muß in jedem Fall zusätzlich das fehlende Insulin ersetzt werden. Beim Typ II könnte man in vielen Fällen mit Allgemeinmaßnahmen, insbesondere mit einer Normalisierung des Körpergewichts und körperlicher Aktivität, auskommen. Bewegung ist hier eine ursächliche Behandlung, da sie die Empfindlichkeit der Zelle für das Insulin erhöht. In den Fällen, in denen dies nicht gelingt oder der Patient nicht die ausreichende Disziplin für eine vernünftige Lebensführung aufbringt, stehen Medikamente zur Verfügung, die die Insulinabgabe aus der Bauchspeicheldrüse erhöhen. Diese können in Tablettenform eingenommen werden.

Zuckerkrankheit und Sport

Beim Typ-II-Diabetiker ist Bewegung ein wichtiger Teil der Behandlung an sich. Dem Typ-I-Diabetiker hilft sie, ein normales Leben zu führen. Natürlich bestehen aber auch beim Zuckerkranken während des Sports gewisse *Risiken*. Diese sind folgende:

Die normale feine Abstimmung zwischen Insulinausschüttung und Insulinbedarf geht verloren, wenn das Insulin durch eine Spritze zugeführt wurde. Wenn man sich körperlich belastet und damit vermehrt Zucker verbraucht, setzt beim Gesunden die Insulinausscheidung aus der Bauchspeicheldrüse aus. Durch das einmal gespritzte Insulin besteht bei Zuckerkrankheit die Gefahr, daß der Zuckerspiegel zu weit abfällt. Es kommt zu einer *Unterzuckerung*. Diese macht sich in Form von Heißhunger, Schwitzen, eventuell sogar Ohnmachtsanfällen bemerkbar. Daher sollten Zuckerkranke, die Sport treiben, stets Zucker in Form von Würfelzucker, zuckerhaltigen Getränken etc. bei sich haben. Möglicherweise sollten sie vor dem Sport weniger Insulin spritzen. Hierzu müssen sie Erfahrung sammeln und dies mit ihrem Arzt besprechen. Bei gefährdeten Patienten ist der Sport in einer Gruppe, in der man sich gegenseitig helfen kann, besonders günstig. An vielen Orten haben sich schon *Diabetikergruppen* gebildet.

Auch unter Belastung benötigt die Zelle Insulin, um Zucker zu verwerten. Ist kein Insulin verfügbar, so wird die Zelle vor allem Fette verwerten. Der Zucker wird zwar vermehrt aus der Leber freigesetzt, kann aber nicht in die Zellen aufgenommen werden. Es besteht jetzt die gefürchtete Situation, daß der Zucker noch weiter ansteigt, die vermehrte Fettverwertung führt zur sog. *Ketose*. Während normalerweise der Blutzucker des Zuckerpatienten unter Belastung wesentlich stärker abfällt als beim Gesunden, kann er bei ungünstiger Ausgangssituation weiter ansteigen. Wenn der Blutzucker vor dem Sport höher als 350 mg% ist, sollte man sich daher nicht körperlich belasten.

Bei Zuckerkranken kann sich eine Arteriosklerose bilden, unter anderem auch an den Herzkranzgefäßen. Gerade Zuckerpatienten merken solche Durchblutungsstörungen oft nicht (s. unter Stichwort Herzinfarkt: stumme Durchblutungsstörung). Dann besteht die Gefahr von Zwischenfällen bei Belastung. Man sollte daher als sporttreibender Diabetiker regelmäßig ein EKG unter Belastung durchführen lassen.

Welche Sportarten sind für den Zuckerkranken besonders geeignet?

Vorzugsweise sind dies *Ausdauerbelastungen,* da sie sehr kontrolliert durchgeführt werden können und zu besonders günstigen Stoffwechsel- und Kreislaufwirkungen führen. Für Diabetiker empfehlen sich daher ganz besonders *Laufen, Radfahren, Schwimmen, Skilanglauf.* Sportprogramme für Zuckerkranke entsprechen in etwa denjenigen, wie sie für Herzinfarktpatienten geschildert wurden (s. dort). Im Gegensatz zu den Herzinfarktpatienten sind Zuckerkranke aber häufig junge Menschen. Für sie steht oft im Vordergrund, daß sie nicht nur wegen ihrer Krankheit Sport treiben, sondern trotz ihrer Krankheit, und sich dadurch Lebensqualität schaffen. Wenn der Blutzucker stabil ist, die Zuckerkrankheit also gut eingestellt ist, können Diabetiker im Prinzip alle Sportarten ausführen. In Einzelfällen ist sogar Leistungssport möglich, aber sicherlich kein empfehlenswertes Beispiel.

Zu den eher ungünstigen Sportarten zählen diejenigen, bei denen Zuckerkranke in Situationen kommen können, in denen fremde Hilfe erforderlich wird, aber nicht möglich ist, beispielsweise *Bergsteigen, Fliegen, Tauchen* etc. Solche Sportarten sollten sie wirklich nur in besonders günstig gelagerten Ausnahmefällen und mit Begleitung durchführen.

Neben der Qualität der Einstellung des Blutzuckerspiegels spielen auch noch die Folgekrankheiten eine wichtige Rolle. Bei Durchblutungsstörungen des Herzmuskels oder am Augenhintergrund müssen Diabetiker mit sportlichen Belastungen wesentlich vorsichtiger umgehen.

7 Das Gesundheits-ABC der verschiedenen Sportarten

Aerobic

Hierunter wird eine aus den USA kommende, rhythmische Gymnastik verstanden. Der Name Aerobic besagt, daß es sich um eine »aerobe Ausdauerbelastung« handelt, also eine Belastung, bei der die Energie über Verbrennung bereitgestellt wird. Sie wird ganz besonders von Frauen sehr gerne angenommen (Abb. 40) und ist prinzipiell, wie alle Tanzformen, eine sehr günstige Belastungsform, da sie bei hoher Motivation alle motorischen Eigenschaften anspricht, nämlich gleichermaßen den Bewegungsapparat, die Koordination und über die Ausdauer das Herz-Kreislauf-System und den Stoffwechsel. Durch den hohen Aufforderungscharakter der Musik und den Zwang der Gruppe treten allerdings sehr oft Überforderungen auf, die zu Überlastung und Übersäuerung führen. Bei Untrainierten, die ihre Grenzen nicht einhalten, kommt es daher nicht selten zu Zusammenbrüchen. Jugendlichen kann Aerobic ohne Bedenken empfohlen werden. Man sollte sie allerdings darauf hinweisen, daß auch sie bei Überbelastung keinen Trainingseffekt mehr erreichen. Ganz besonders bei älteren Menschen, die möglicherweise schon Vorschädigungen im Herz-Kreislauf-System haben, wie Bluthochdruck und Durchblutungsstörungen der Herzkranzgefäße, Zucker-

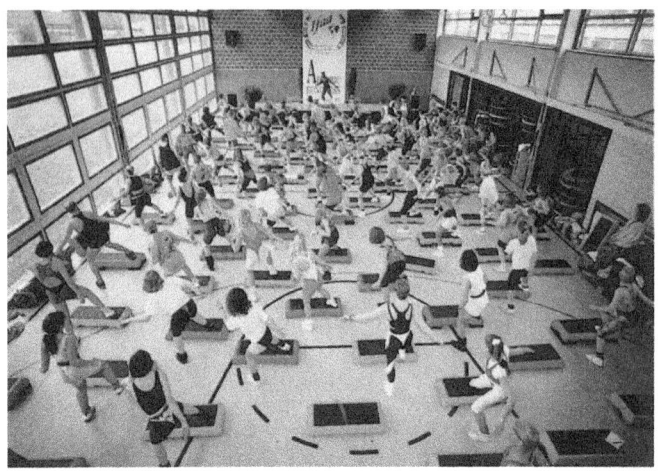

Abb. 40. Eine Frauendomäne des Sports: Aerobic.

krankheit etc., ist das typische Aerobic problematisch. Bei geeigneter Auswahl der Musik und Anleitung durch einen geschulten und verantwortungsvollen Übungsleiter kann jedoch das Mittel der musikalisch begleiteten Gymnastik sinnvoll eingesetzt werden, ob dies nun Aerobic genannt wird oder nicht. Als Kontrolle der geeigneten Belastungsintensität dient die Trainingsherzfrequenz von 180 minus Lebensalter.

Alpiner Skilauf
Siehe Skilauf.

Angeln
Auch das Angeln steht auf der Liste der Sportarten, wenngleich es, von speziellen Formen wie Angeln in Bergflüssen oder in der Meeresbrandung abgesehen, natürlich keine echte körperliche Belastung darstellt. Trotzdem, Sport muß nicht immer nur Anspannung sein, er kann

auch zum Streßabbau beitragen, etwa bei Bluthochdruckpatienten oder bei Patienten nach Herzinfarkt.

Ausdauersportarten

Hierunter versteht man rhythmische Belastungsformen, bei denen sich die gleiche Bewegung über längere Zeit hinweg wiederholt, wie Gehen, Wandern, Bergwandern, Dauerlauf, Skilanglauf, Radfahren, Rudern, Kanufahren und Schwimmen. Wie im allgemeinen Teil besprochen, kommt heute den Ausdauerbelastungen eine besonders große gesundheitliche Bedeutung zu, da sie unter allen Sportarten den größten Einfluß auf Herz, Kreislauf und Stoffwechsel nehmen. Deshalb sind sie besonders geeignet bei allen Erkrankungen im Bereich des Herz-Kreislauf-Systems sowie des Stoffwechsels, insbesondere bei den Folgeerkrankungen der Gefäßverkalkung, wie Raucherbein, Herzinfarkt, Fettstoffwechselstörungen, Zuckerkrankheit und Übergewicht. Bestehen solche Vorerkrankungen bzw. Risikofaktoren, so sind Ausdauerbelastungen um so günstiger, je geringer der Krafteinsatz und je höher die beteiligte Muskelmasse ist. Je größer der Krafteinsatz, um so höher ist der Blutdruckanstieg, je geringer die beteiligte Muskelmasse, um so geringer ist der Trainingseffekt. Unter Berücksichtigung dieser Punkte ergibt sich die Reihenfolge: Skilanglauf, Dauerlauf, Radfahren und Rudern. Für das Schwimmen gelten besondere Bedingungen, die unter diesem Stichwort diskutiert werden. Beim Gehen bzw. Wandern kommt es im allgemeinen zwar zu Stoffwechseleffekten, es ist also günstig bei Zuckerkrankheit, Übergewicht und Fettstoffwechselstörungen, die Intensität ist allerdings meist zu gering, um einen Trainingseffekt auf das Herz-Kreislauf-System mit sich zu bringen, vom Bergwandern abgesehen.

Für die Trainingswirkung auf Herz, Kreislauf und Stoffwechsel ist die Art des Ausdauersports weniger entscheidend als die individuellen und äußeren Voraussetzungen. Zwar ist Skilanglauf besonders geeignet, weil hierbei durch den zusätzlichen Stockeinsatz der Arme sehr viele Muskeln beansprucht werden, in einer schneearmen Gegend kann man ihn aber nun mal nicht durchführen. Dauerlauf ist für das Herz-Kreislauf-System besser als Radfahren, wenn aber bei erheblichem Übergewicht oder Verschleißerscheinungen in den Kniegelenken das Laufen nicht in Frage kommt, so ist es besser, auf das Radfahren auszuweichen.

Hinsichtlich der optimalen Durchführung von Ausdauerbelastungen kann auf den allgemeinen Teil verwiesen werden. Hier sollen nur nochmals kurz die wichtigsten Punkte genannt werden: Eine Ausdauerbelastung ist nur dann wirksam, wenn sie mindestens 5–10 Minuten hintereinander durchgeführt wird. Optimal sind Belastungszeiten von 30–40 Minuten Dauer. Am Ende der Belastungsphase sollte eine Pulszahl von 180 minus Lebensalter erreicht werden, beim Schwimmen nur etwa 160 minus Lebensalter (siehe dort). Besonders dann, wenn die Pulsschlagzahl als Maß der Belastungsintensität weniger in Frage kommt, etwa unter Einnahme von pulsverändernden Medikamenten, sollte man sich nach der Atmung richten (laufen, ohne zu schnaufen, sich noch unterhalten können) oder nach dem Belastungsempfinden. Die Belastung sollte zwar als etwas anstrengend, aber noch nicht als schwer empfunden werden.

Autorennen
Siehe Motorsport.

Badminton
Badminton ist unter den Einzelrückschlagspielen (siehe dort), also vergleichbaren Spielen wie Tennis, Tischtennis oder Squash, stark »im Kommen«. Überall

werden neben Tenniszentren jetzt auch Badmintonhallen gebaut. Diese zunehmende Beliebtheit ist aus sportmedizinischer Sicht durchaus gerechtfertigt. Im Vergleich zu den anderen genannten Sportarten ist Badminton wesentlich trainingswirksamer, auch gegenüber Tennis, die Verletzungsgefahr ist geringer als beim Tennis oder Squash. Im Prinzip handelt es sich um die sportliche Variante des Federballs (s. dort). Während man beim Federball miteinander spielt, wird beim Badminton gegeneinander gespielt; Federball wird meist im Freien gespielt, Badminton nur in Sporthallen. Die Besonderheit des Badmintons besteht darin, daß man selbst als Ungeübter durch die langsamen Flugeigenschaften des Balles diesen wesentlich leichter erreicht als den Tennisball. Hierdurch ist die Spielzeit viel effektiver als beim Tennis. Während der Tennisspieler nur 20–30 % seiner Zeit effektiv spielt und 70–80 % »herumsteht«, nutzt der Badmintonspieler seine Zeit zu 50–60 % aus. Hierdurch kommt auch beim Ungeübten relativ rasch ein rasanter Ballwechsel und damit ein Erfolgserlebnis zustande. Dadurch entstehen aber auch sehr hohe Belastungen für das Herz-Kreislauf-System. Bei vorbestehenden Herz-Kreislauf-Schädigungen, Herzinfarkt, Bluthochdruck etc., ist daher Badminton als Wettkampfspiel nicht geeignet. Dann sollte man lieber zu Federball raten.

Die Verletzungs- und Überlastungsgefahr ist sehr gering, da Ball und Schläger wesentlich leichter und die einwirkenden Kräfte niedriger sind als etwa bei Tennis. Der typische »Tennisarm« kommt zwar auch beim Badminton vor, aber selten.

Ballett
Siehe Tanzen.

Ballspiele
Siehe Mannschaftsspiele.

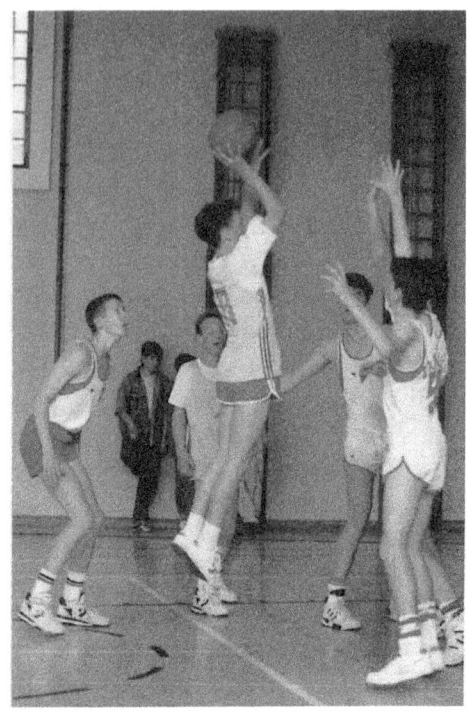

Abb 41. Jugendliche beim Basketballtraining.

Baseball
In Deutschland weniger üblich, siehe Mannschaftsspiele.

Basketball
Basketball ist neben Eishockey das Mannschaftsspiel (s. dort) mit der höchsten Belastungsintensität. Früher als »körperloses Spiel« bezeichnet, weist es inzwischen ebenfalls eine hohe Verletzungsrate auf. Wegen der hochintensiven Belastung ist es für Patienten mit schweren Herz-Kreislauf-Erkrankungen (Hochdruck, Zustand nach Herzinfarkt etc.) nicht geeignet. Für Kinder und

Jugendliche mit sog. nervösen Kreislaufstörungen, zu niedrigem Blutdruck, ist Basketball jedoch durchaus empfehlenswert (Abb. 41). Wegen des intervallartigen Charakters und der hohen Akzeptanz als Schulsport kann es auch von Kindern mit Asthmaerkrankungen betrieben werden.

Bergsteigen

Angesichts der hohen Verletzungsrate ist alpines Bergsteigen sicher eine Sportart, die mit Naturerlebnis und Selbstverwirklichung mehr zu tun hat als mit Gesundheit. Für den Kreislaufpatienten ist darauf hinzuweisen, daß durch den hohen Krafteinsatz erhebliche Blutdruckanstiege entstehen und deshalb für den Hochdruckpatienten Bergsteigen ungeeignet ist. Beim Klettern in größeren Höhen kommt zusätzlich die Möglichkeit der Durchblutungsstörung des Herzens als Folge von Sauerstoffmangel hinzu. Auch Patienten, bei denen plötzliche Gesundheitsstörungen auftreten können, wie bei Zuckerkrankheit oder Herzrhythmusstörungen, sollten das Bergsteigen lieber den Gesunden überlassen. Das Bergabsteigen ist ferner eine erhebliche Belastung für die Kniegelenke. Schwerer Gelenkverschleiß (Arthrosen) ist bei Bergsteigern häufig (s. Bergwandern)!

Bergwandern

Neben dem möglicherweise noch größeren Naturerlebnis im Vergleich zum normalen Wandern hat das Bergwandern den Vorteil einer höheren Kreislaufbelastung. Wenn die Pulsfrequenz den Wert von 180 minus Lebensalter erreicht, wird es damit auch trainingswirksam. Falls mittlere Höhen eingehalten werden, können auch Patienten mit Kreislauf- und Stoffwechselerkrankungen diese schöne Belastungsform durchführen (Abb. 42). Ganz allgemein, speziell aber bei übergewichtigen Patienten sollte berücksichtigt werden, daß vor al-

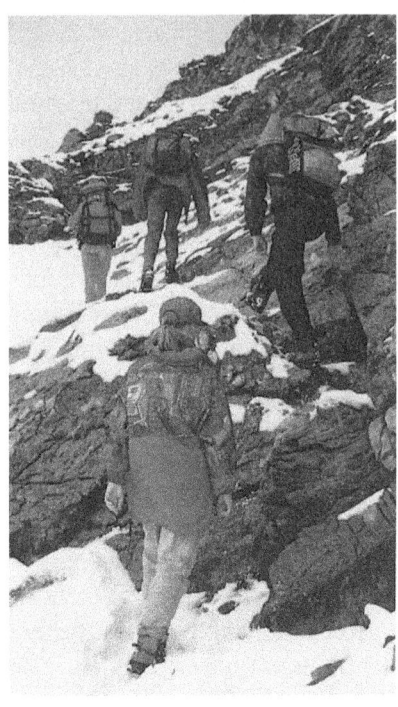

Abb 42. Bergwandern: Sport als Naturerlebnis.

lem das Bergabsteigen zu Gelenkschädigungen führen kann, da das Körpergewicht immer wieder von den Gelenken aufgefangen werden muß. Bergabsteigen ist wegen der Dehnung der Muskulatur durch das Körpergewicht (»exzentrische Muskelkontraktion«) darüber hinaus besonders geeignet, Muskelkater auszulösen. Der Ratschlag lautet daher: Verhalten Sie sich »antizyklisch«, d.h. wandern Sie bergauf und benutzen Sie die Gondel bergab!

Billard

Billard wird gleichfalls zu den Sportarten gerechnet, obwohl die rein körperliche Belastung dies wohl kaum rechtfertigt. Alle, die Streß abbauen wollen, können das durch Billard allerdings nur dann erreichen, wenn sie nicht aus Ärger über schief gegangene Billardstöße erneuten Streß aufbauen!

Bobfahren

Bobfahren ist schon wegen des hohen Aufwandes der Bobbahnen als Breitensport ungeeignet. Es besteht eine hohe Verletzungsgefahr. Beim Sprint durch das Anschieben des Bobs und durch die hohe psychische Belastung kommt es zu erheblichen Blutdruckanstiegen. Voraussetzung ist daher Kreislaufgesundheit.

Bodybuilding

An dieser »Sportart« scheiden sich die Geister. Sportart ist hier in Anführungszeichen gesetzt, da es eigentlich Sinn des Sports ist, körperliche Leistungen zu erbringen. Der Bodybuilder baut dagegen seine Muskulatur nicht auf, um maximale Gewichte zu heben oder Kugeln zu stoßen, sondern um die Muskulatur und sich selbst zu präsentieren. Auf der anderen Seite wird der Grundgedanke des Bodybuildings oft zu Unrecht belächelt. Der Aufbau von Muskulatur und das Erreichen einer sportlichen Figur war schon immer ein Teilziel des Sports. Beim Training werden vor allem Kraftbelastungen (isometrische Belastungen) durchgeführt. Diese bewirken erhebliche Blutdruckanstiege. Für Hochdruckpatienten und andere Patienten mit schweren Herz-Kreislauf-Erkrankungen ist daher das Bodybuilding nicht geeignet, wenngleich der Bodybuilder im Gegensatz zum Kraftathleten meist nicht mit voller Maximalkraft, sondern nur mit 60–70 % seiner Kraft trainiert. Andererseits kann es bei Patienten mit zu niedrigem Blutdruck durchaus positiv sein, da durch den Krafteinsatz der Blutdruck ansteigt. Man würde sinnvollerweise dann allerdings eher ein sog. Fitneßtraining empfehlen (s. dort). Auch Frauen führen in neuerer Zeit gern ein gezieltes Muskeltraining zur Körperformung (Body-Shaping) durch.

Während also aus medizinischer Sicht das Bodybuilding keineswegs grundsätzlich abzulehnen ist, trifft dies doch für einige Fehlentwicklungen zu, die sich in seinem Umfeld breitgemacht haben. Dies gilt ganz besonders für die Einnahme von Medikamenten, vor allem *Anabolika*. Hierbei handelt es sich um Medikamente zum Muskelaufbau, die allerdings unangenehme Nebenwirkungen haben können. Sie können Lebererkrankungen bewirken. Ganz besonders ungünstig ist der Einfluß auf die Blutfettwerte. Das sog. Schutzcholesterin, der HDL-Wert (s. Fettstoffwechselstörung), nimmt ab. Damit steigt die Gefahr der Entstehung von Herz-Kreislauf-Erkrankungen. Auch andere Medikamente werden eingenommen, um die Fettschicht unter der Haut zu vermindern und die Muskeln besser sichtbar werden zu lassen, wie Schilddrüsenhormone oder Medikamente zur erhöhten Wasserausscheidung. Dies kann gleichfalls zu gesundheitlichen Gefährdungen führen.

Ungünstig sind ferner extrem einseitige Ernährungsformen, die bei Bodybuildern oft beobachtet werden. Sicher sollte der Bodybuilder vermehrt Eiweiß aufnehmen, um die Muskulatur aufbauen zu können, oft bestehen jedoch völlig falsche Vorstellungen über die erforderliche Eiweißmenge. Eine Eiweißzufuhr in der Ernährung von mehr als 2 g pro kg Körpergewicht ist im allgemeinen nicht notwendig. Wird zuviel Eiweiß in Form von tierischem Eiweiß, also Fleisch, aufgenommen, so werden damit gleichzeitig unnötig große Fettmengen mit sehr viel Cholesterin verzehrt, die das Risiko der Entstehung einer Gefäßverkalkung erhöhen. Als Ausweichmöglichkeit gibt es die Zufuhr von Eiweißpulvern. Dies ist jedoch eigentlich nur bei Spitzensportlern im Bereich des Bodybuildings und in Kraftsportarten wirklich sinnvoll.

Boxen
Die Kampfsportarten, der Kampf Mann gegen Mann, gehören zu den ursprünglichsten und damit insgesamt in allen Ländern dieser Erde am weitesten verbreiteten Sportarten. Die Zivilisation hat dazu geführt, daß uns inzwischen wesentlich feinere Methoden zur Verfügung stehen, um unsere Kräfte miteinander zu messen. Boxen ist die einzige Sportart, bei der die Schädigung des Gegners nicht Unfall, sondern eigentliche Zielvorstellung ist. Besonders bedenklich ist der Angriff auf den gegnerischen Kopf. Der »K.o.-Schlag« bedeutet im allgemeinen eine Gehirnerschütterung. Hirnschädigungen sind nicht auszuschließen. Es muß zwar zugegeben werden, daß durch die Schutzbestimmungen das Boxen inzwischen weitgehend entschärft wurde. Die Unfallrate ist entgegen allen Erwartungen durch diese Schutzbestimmungen ausgesprochen niedrig, dennoch ist Boxen aus sportmedizinischer Sicht grundsätzlich abzulehnen.

In der Übungsform, also ohne den eigentlichen Kampf, kann dagegen das Boxen kreislaufgesunden Jugendlichen empfohlen werden. Es beeinflußt positiv alle motorischen Beanspruchungsformen, nämlich Kraft, Beweglichkeit und besonders auch die Ausdauer.

Curling
Siehe Eisstockschießen.

Dauerlauf
Siehe Joggen.

Einzelrückschlagspiele
Tischtennis, Tennis, Squash, Badminton: Siehe Rückschlagspiele und entsprechende Stichworte.

Eishockey

Eishockey ist die Mannschaftssportart mit der intensivsten körperlichen Belastung. Die früher sehr hohe Verletzungsrate ist durch entsprechende Schutzbestimmungen und Schutzkleidung inzwischen vermindert worden. Trotzdem ist Eishockey natürlich für Herz-Kreislauf-Patienten in keiner Weise geeignet. Bei Kindern und Jugendlichen mit leichteren Herz-Kreislauf-Funktionsstörungen oder auch mit Asthma kann diese Sportart mit ihrem intervallartigen Charakter jedoch gelegentlich unter Berücksichtigung der örtlichen Möglichkeiten und der regional hohen Akzeptanz in Frage kommen.

Eislauf

Eislauf ist im Prinzip eine natürliche Bewegungsform. Solange es genügend freie Wasserflächen und hinreichend kaltes Wetter gab, war das Eislaufen bei den Generationen vor uns sehr verbreitet. Auch heute genügt ein Blick in die überfüllten Eishallen zu Zeiten des öffentlichen Eislaufs, um festzustellen, wie hoch die Akzeptanz dieser Sportart ist. Auch aus medizinischer Sicht ist diese Sportart zu begrüßen, da sie gleichzeitig Kraft, Gelenkigkeit, Koordination, Schnelligkeit und Ausdauer beansprucht. Sowohl Leistungssportler als auch Breitensportler und sogar Herz-Kreislauf-Patienten können eine Form finden, in der sie diesen Sport ausüben. Auch von Kindern und Jugendlichen wird das Eislaufen wegen der damit verbundenen Freude an der Bewegung gerne ausgeübt.

Verletzungsgefahr besteht bei Stürzen und unvernünftigem Verhalten auf überfüllten Eisflächen.

Wie bei allen schwierigen Bewegungsabläufen sollte man möglichst früh die Grundlagen des Schlittschuhlaufens erlernen. Aber auch ältere Menschen können dies bei guter Anleitung durchaus noch. Voraussetzung ist eine geeignete Ausrüstung. Hinsichtlich der idealen Schlittschuhe sollte man sich von einem Fachmann beraten lassen.

»Eislanglauf«

Zu empfehlen ist das »Rundendrehen« in öffentlichen Stadien oder der Dauerlauf auf natürlichen Gewässern, soweit dies bei uns noch möglich ist. Hierdurch kann ein Ausdauertrainingseffekt in gleicher Art und Weise erzielt werden wie bei anderen Ausdauersportarten. Bezüglich der trainingswirksamen Voraussetzungen wird auf den Stichpunkt Ausdauersportarten verwiesen.

Eissprint

Eissprint wird als Wettkampfsportart betrieben, verbunden mit hohen psychischen und Schnelligkeitsbelastungen. Als typischer Gesundheitssport sicher wenig geeignet.

Eiskunstlauf

Eiskunstlauf ist mit zahlreichen Sprüngen verbunden. Als Leistungssport muß er wegen der technischen Schwierigkeiten sehr früh begonnen werden und kann dann zu hohen Gelenkbelastungen führen. Als Sportart mit intervallartigen Belastungen wird er von Kindern sehr gern ausgeübt. Beim leistungssportlich betriebenen Eiskunstlauf besteht eine relativ große Verletzungsgefahr durch Stürze und Kollisionen.

Eisstockschießen (Curling)

Eisstockschießen ist eine wenig anstrengende Freizeitbeschäftigung, die für alle auch bei eingeschränkter Gesundheit möglich ist.

Eistanz

Wie alle Tanzformen kann diese sehr schöne Belastungsform bis ins hohe Lebensalter ausgeübt und auch erst im späteren Lebensalter begonnen werden.

Fallschirmspringen

Abgesehen von der hohen Verletzungsgefahr kommt es durch die psychische Reaktion zu erheblichen Anstiegen von Blutdruck und Herzschlagzahl. Bei Herz-Kreislauf-Patienten kommt zusätzlich die Gefährdung durch Sauerstoffmangel in der Höhe hinzu (s. Kapitel 5). Aus ärztlicher Sicht ist diese Sportart sicher nicht als sehr gesund zu empfehlen. Wenn sie betrieben wird, setzt sie absolute Gesundheit voraus.

Faustball

Faustball ist eine heute nur noch wenig betriebene Variante der Mannschaftsrückschlagspiele (siehe dort).

Fechten

Fechten wird als eigenständige Sportart in den verschiedenen Ausprägungen (Degen, Florett, Säbel) oder im Rahmen des Modernen Fünfkampfs betrieben, in jedem Fall aber fast immer als Leistungssport (Abb. 43). Abgesehen von der durch die Waffen bedingten verhältnismäßig großen Unfallrate bestehen im Prinzip die gleichen Gesichtspunkte wie bei allen Kampfsportarten (siehe dort).

Federball

Federball bildet die breitensportliche Variante des Badmintons. Ziel ist es, den Ball möglichst lange in der Luft zu halten, also nicht gegeneinander, sondern miteinander zu spielen. Als streßabbauende Ausgleichsbelastung ist Federball meist auch für alle Herz-Kreislauf-

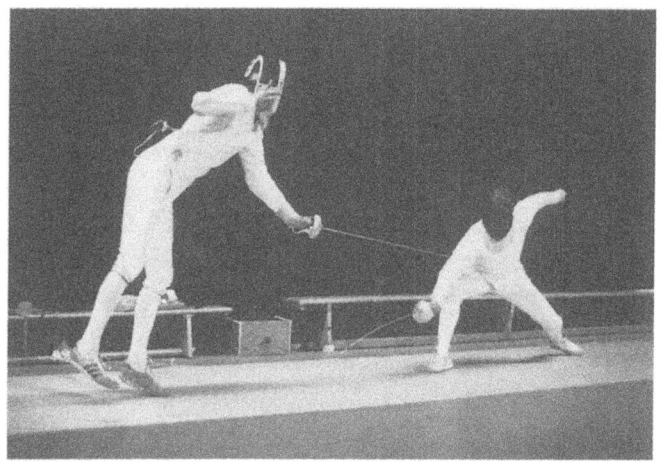

Abb 43. Kampfsport mit hoher Unfallrate: Florettfechten.

und Stoffwechselpatienten geeignet. Wegen der geringen Kreislaufbelastung tritt allerdings kein Trainingeffekt ein.

Fitneßtraining

Der Begriff des Fitneßtrainings wird, bedingt durch die sog. Fitneß-Studios, im allgemeinen heute als Krafttraining und damit nur unvollständig verstanden. Fitneß bedeutet grundsätzlich die allgemeine Leistungsbereitschaft, die geistige wie auch die körperliche Leistungsbereitschaft. Ein ideales Fitneßtraining umfaßt daher alle motorischen Beanspruchungsformen. Es besteht nicht nur aus kraftbetonter Gymnastik, sondern umfaßt auch einen Ausdauerteil.

Ein Fitneßtraining kann grundsätzlich überall betrieben werden. Der Vorteil des Trainings in Fitneß-Studios besteht darin, daß unabhängig von Zeit- und Vereinszwang trainiert werden kann. Besonders gerne wird das Fitneßtraining daher von Frauen angenommen; zum einen, weil es im Prinzip eine Form der Gymnastik ist, zum anderen, weil der Rhythmus des häuslichen Lebens gerade den Frauen oft die Teilnahme am Vereinssport erschwert.

Grundsätzlich ist ein Fitneßtraining sehr positiv zu bewerten. Abzugrenzen ist es gegen negative Entwicklungen im Bereich des Krafttrainings, wie beispielsweise die Einnahme von Anabolika (s. Bodybuilding). Da die körperliche Leistungsfähigkeit einen Teil der Gesundheit ausmacht, kann das Fitneßtraining für jeden Menschen, unabhängig von Gesundheit und Geschlecht, empfohlen werden. Die Art und Weise, wie es durchgeführt wird, hängt von den individuellen Voraussetzungen ab. Da bei Männern das Herz-Kreislauf-Risiko wesentlich größer ist als bei Frauen, sollte in einem Fitneßtraining von ihnen auf die Ausdauerkomponente stärker Wert gelegt werden. Wird das Training im Studio durchgeführt, sollten sie besonders auch die Ausdauergeräte wie Laufband- und Fahrradergometer benutzen. Bei dem geringeren Kreislaufrisiko der Frauen steht für sie meist der positive Einfluß des Trainings auf die Muskelentwicklung und damit auf die Körperformen im Vordergrund.

Die gleichen Überlegungen gelten auch hinsichtlich der Bedeutung des Fitneßtrainings bei vorbestehenden Erkrankungen. Bei typischen Herz-Kreislauf- und Stoffwechselerkrankungen, wie Bluthochdruck, Zustand nach Herzinfarkt, Fettstoffwechselstörungen und Zuckerkrankheit, sollten Ausdauerbelastungen im Vordergrund stehen. Bei sog. nervösen Herz-Kreislauf-Störungen, ganz besonders aber bei »zu niedrigem Blutdruck« (s. dort) kann eine Steigerung der Muskelkraft sinnvoll sein, um den Blutdruck anzuheben. Aber auch bei den oben genannten, ernsthafteren Kreislauferkrankungen ist ein gewisses Maß an Muskulatur Voraussetzung für jeden vernünftigen Sport. Die Verbesserung der Muskulatur spielt ferner eine wichtige Rolle bei den heute so häufigen

Problemen des Bewegungsapparats, ganz besonders Rükken- und Bandscheibenbeschwerden.

Zusammengefaßt beinhaltet der Begriff Fitneßtraining somit eine komplexe Belastung, die den individuellen Bedürfnissen angepaßt werden sollte. Benutzt man ein Fitneß-Studio, sollte man sich im Zweifelsfall nach Rücksprache mit seinem Arzt von einem Sportlehrer ein individuell abgestimmtes Programm zusammenstellen lassen. Es sollte jedoch hervorgehoben werden, daß Fitneßtraining keineswegs nur an ein Fitneß-Studio gebunden ist. Auch ein gutes Gymnastikprogramm im Sportverein oder ein individuelles häusliches Trainingsprogramm kann hervorragend zur Entwicklung der körperlichen Leistungsbereitschaft, der Fitneß, beitragen.

Flugsportarten
(Drachenflug, Segelflug, Motorflug)

Flugsportarten werden grundstätzlich wegen des sportlichen Erlebniswertes durchgeführt und nicht, um gesundheitliche Effekte zu erreichen. Die – je nach Flugart – sehr unterschiedliche, aber insgesamt doch recht hohe Verletzungsgefahr braucht nicht besonders hervorgehoben zu werden. Hinzu kommen teilweise erhebliche Kreislaufbelastungen durch psychisch bedingte Steigerungen von Herzschlagzahl und Blutdruck. In größeren Höhen kommt zusätzlich die Gefahr des Sauerstoffmangels hinzu (s. Kapitel 5). Voraussetzung für Flugsportarten ist somit absolute Gesundheit. Bei ernsthafteren Herz-Kreislauf-Erkrankungen darf dieser Sport nicht ausgeübt werden. Ganz besonders gilt dies für solche Krankheiten, bei denen der Flugsportler auf fremde Hilfe angewiesen sein kann, wie beispielsweise gefährliche Herzrhythmusstörung, Zustand nach Herzinfarkt, epileptische Anfälle, Zuckerkrankheit etc.

Fußball
Fußball ist die in den europäischen Ländern verbreitetste Mannschaftssportart. Prinzipiell gelten die gleichen Gesichtspunkte wie bei allen Mannschaftsspielen (s. dort). Im Vergleich zu ähnlichen Sportarten wie Basketball oder Handball sind die Laufstrecken verhältnismäßig groß, daher ist der Trainingseffekt ausgeprägter. Gleichzeitig besteht eine große Verletzungsgefährdung, die ganz besonders die Kniegelenke betrifft.

Gehen
Hierunter wird das sportliche Gehen verstanden im Gegensatz zum Wandern (s. dort). Wegen zahlreicher Zwischenfälle beim Joggen, wie etwa der plötzliche Todesfall des amerikanischen Laufpapstes Jim Fixx, sowie der dabei auftretenden Überlastungsschäden (»Joggerknöchel«) hat sich gerade in den USA das Gehen zunehmend auch im breitensportlichen Bereich als »Power walking« oder »Wogging« durchgesetzt (sprachliche Kombination als Walking und Jogging). Das sportliche Gehen hat den Vorteil geringerer Gelenkschädigung, ist also eine Alternative zum Joggen. Damit ein Trainingseffekt erzielt wird, müssen die für die Ausdauerbelastungen gegebenen Voraussetzungen erfüllt sein, es muß also zumindest eine Herzschlagzahl von 180 minus Lebensalter erzielt werden.

Während dies für das sportliche Gehen der Fall ist, gilt dies nicht für das *Spazierengehen*. Trotzdem sollte das Gehen in seiner gesundheitlichen Bedeutung nicht unterschätzt werden. Auch wenn die Intensität im allgemeinen nicht so hoch ist, daß Trainingswirksamkeit erzielt wird, bleiben doch die Stoffwechselwirkungen. Gehen ist daher besonders für Personen zu empfehlen, die nicht joggen können, also ganz besonders für Übergewichtige, für Menschen mit Gelenkverschleiß oder für diejenigen, deren Herz-Kreislauf-Zustand etwa nach einem Herzinfarkt Laufen wegen der damit verbundenen Gefährdung nicht zuläßt. Auch Patienten mit Durchblutungsstörungen der Beine (Raucherbein) können oft nicht laufen, wohl aber gehen. Ähnliches gilt für viele Zuckerkranke. Entscheidend für die Stoffwechselwirkung ist weniger die Geschwindigkeit als die zurückgelegte Strecke!

Gewichtheben
Siehe Kraftsportarten.

Golf
Golf ist zur Zeit eine Sportart mit hohem gesellschaftlichen Auftrieb und großer Faszination, verbunden mit Naturerlebnis und Bewegung an frischer Luft. Diese Sportart wird vor allem auch von älteren Menschen betrieben, ist aber keineswegs ein echter »Alterssport«, sondern auch ein faszinierender Leistungssport. Der Entwicklung als Breitensport stehen im Augenblick noch die sehr hohen Kosten entgegen. Die große Faszination des Golfs bringt es mit sich, daß die Erwartungen der Golfer über die Auswirkungen »ihrer Sportart« oft erheblich übertrieben sind. Die Intensität der Bewegung auf dem Golfplatz entspricht meistens dem Spazierengehen, ganz besonders dann, wenn sie durch Elektrowagen unterstützt wird. Die Kreislaufbelastungen sind, wenn überhaupt, nur relativ kurz und intensiv. Aus diesem Grund werden auch durch Golf keine Trainingseffekte auf das Kreislaufsystem erzielt. Die Kraftbelastung ist bei richtiger Schlagtechnik verhältnismäßig gering.

Nach amerikanischen Statistiken treten gerade beim Golf viele Herz-Kreislauf-Zwischenfälle auf, was aber nicht auf die Gefährlichkeit dieser Sportart zurückzuführen ist, sondern auf die Tatsache, daß sie vor allem von älteren Menschen betrieben wird. Älteren Golfspielern sollte daher zu einer Vorsorgeuntersuchung einschließlich Belastungs-EKG geraten werden.

Bei Golfern treten hin und wieder Schädigungen im Bewegungsapparat auf. Bekannt ist insbesondere der sog. *Golfer-Ellenbogen,* eine chronische Überbelastungserscheinung an der Innenseite des Ellenbogens. Er ist meistens durch falsche Schlagtechnik und falsches Material verursacht. Hier sollte sich der Golfer von einem versierten Sportlehrer beraten lassen.

Wegen der verhältnismäßig geringen Kreislaufbelastung ist Golf eine geeignete Sportart für diejenigen, denen größere Belastungen nicht zugemutet werden dürfen, also insbesondere für ältere Menschen, ganz besonders dann, wenn bereits Erkrankungen des Bewegungsapparats wie Gelenkverschleiß, des Stoffwechsels wie Zuckerkrankheit bzw. Übergewicht und der Kreislauforgane wie Bluthochdruck bestehen. Auch nach einem Herzinfarkt kann man, das Einverständnis des Arztes vorausgesetzt, im Einzelfall durchaus wieder Golf spielen. Durch die lange Wegstrecke über den Golfplatz werden Kalorien verbraucht, was einen positiven Effekt auf den Stoffwechsel mit sich bringt.

Gymnastik

Gymnastik ist die Grundlage jeden Sports. Sie wird in ganz unterschiedlicher Form ausgeführt, von der Krankengymnastik bis hin zu Wettkampfgymnastik. Jede sportliche Trainingseinheit und jede Wettkampfbelastung sollte durch gymnastische Übungen vorbereitet werden (Aufwärmen). Die Trainingswirkungen der Gymnastik hängen davon ab, ob Übungen zur Verbesserung von Koordination, Beweglichkeit oder Muskelkraft im Vordergrund stehen. Ein Trainingseffekt auf das Herz-Kreislauf-System ist gegeben, wenn eine Herzschlagzahl von 180 minus Lebensalter wenigstens über die Zeit von 5–10

Minuten erreicht wird (s. auch Aerobic, Fitneßtraining und Krafttraining).

Wie die Gymnastik ausgeführt wird, hängt von der jeweiligen Zielsetzung ab. In der *Krankengymnastik* werden gezielt einzelne, erkrankte Teile des Bewegungsapparates angesprochen. In der *Skigymnastik* werden gleichfalls speziell besondere Muskelgruppen gekräftigt, die beim Skifahren vor allem gefordert sind. Bei der *Gymnastik als Vorbereitung* zu speziellen Sportarten erfolgt zunächst eine allgemeine Beanspruchung großer Muskelgruppen, bevor dann spezifisch diejenigen Muskeln belastet werden, die in der Sportart besonders wichtig sind. Wird die Gymnastik im Rahmen von Gesundheitssportprogrammen als Grundlage eines allgemeinen Trainings zur Verbesserung von Beweglichkeit, Koordination und Muskelkraft ausgeführt, beispielsweise in Sportprogrammen für Zuckerkranke, hochdruckkranke Patienten, Patienten nach Herzinfarkt etc., so sollten systematisch alle großen Muskelgruppen angesprochen werden. Beim älteren Menschen ist darauf zu achten, daß ausgeprägte Bewegungen im Halsbereich unterbleiben, da sie zu Durchblutungsstörungen der Halsschlagadern mit Schwindelerscheinungen führen können.

Wird eine Gymnastik vor allem zur Verbesserung der Muskelkraft durchgeführt, wie bei Patienten mit zu niedrigem Blutdruck (s. dort) oder bei Erkrankungen des Bewegungsapparates, so gelten die allgemeinen Regeln, wie sie unter dem Stichwort Kraftsportarten dargestellt werden.

Handball

In Prinzip gelten hier die gleichen Punkte wie bei allen Mannschaftsspielen (s. dort). Charakteristisch für das Handballspiel ist die hohe Verletzungsrate, da der kleine Ball gut geführt werden kann und der Angreifer meist nur mit einem Foul zu stoppen ist. Wegen der hohen Herz-Kreislauf-Belastung im Wettkampf ist Handball für Patienten mit Herz-Kreislauf- und Stoffwechselerkrankungen nicht geeignet. Bei Beschwerden infolge von zu niedrigem Blutdruck (s. dort) oder speziell auch bei Kindern mit Asthma ist es wegen seiner intervallartigen Belastungen zu empfehlen.

Heimfahrrad
Siehe Radfahren

Hockey
Hockey ist unter den Mannschaftsspielen wegen der Schwierigkeit der Ballführung mit dem Schläger durch besonders hohe technische Anforderungen ausgezeichnet. Im übrigen gelten im Prinzip die gleichen Voraussetzungen wie bei allen Mannschaftsspielen (s. dort).

Indiaka
Hierunter versteht man ein Rückschlagspiel, bei dem ein vergrößerter »Federball« mit der flachen Hand oder einem Plastikschläger geschlagen wird. Indiaka wird vorwiegend als Freizeitsport durchgeführt, und zwar als Einzel- oder Mannschaftsspiel.Im Prinzip gelten die gleichen Besonderheiten wie bei allen Einzel- bzw. Rückschlagspielen (s. dort). Da der Ball meist nur mit dem Arm und nicht, wie beim Tennis, mit dem durch den Schläger verlängerten Arm geschlagen wird, bedeutet es oft einen erheblichen Körpereinsatz, den Ball zu erreichen. Die Kreislaufbelastungen sind daher ähnlich wie beim Badminton vergleichsweise hoch. Soweit Indiaka von Herzpatienten gespielt wird, sollten sie daher ihre Pulsschlagzahl kontrollieren, damit nicht die Freude am Spiel zu einer Kreislaufüberbelastung führt.

Jogging
Die früher im Deutschen als »Laufen« bezeichnete Fortbewegung hat sich inzwischen unter der englischen Bezeichnung gewissermaßen als Symbol des Gesundheitssports durchgesetzt. Laufen erfüllt alle Anforderungen, die an eine ideale Ausdauerbelastung gestellt werden. Beim Laufen werden viele Muskeln eingesetzt, da auch die Arme mitschwingen und zur Vorwärtsbewegung beitragen, während gleichzeitig kaum Kraft eingesetzt wird und der Blutdruck nur geringfügig ansteigt. Das Ergebnis ist ein hoher Trainingseffekt bei relativ geringer Gefährdung.

Dennoch treten gerade beim Joggen sehr häufig Herz-Kreislauf-Zwischenfälle auf. Nach einer niederländischen Statistik sterben während der Ausübung ihres Sports von allen Sportlern die Jogger am häufigsten. Wie läßt sich das erklären? Paradoxerweise aus der Tatsache, daß Joggen so gesund ist. Dies führt nämlich dazu, daß viele Menschen mit bereits vorbestehenden Herz-Kreislauf-Schäden aus gesundheitlichen Gründen beginnen, zu joggen. Oft sind diese Vorschädigungen nicht bekannt, nicht selten wird trotz bekannter Vorschädigungen der Langlauf übertrieben durchgeführt, unter der Vorstellung, »dabei könne ja nichts passieren«. Deshalb sollten sich besonders ältere Jogger, vor allem dann, wenn zusätzliche Risikofaktoren wie Rauchen oder Hochdruck bestehen, einer Vorsorgeuntersuchung einschließlich eines Belastungs-EKGs unterziehen!

Im übrigen ist das Laufen bei ausreichender Belastbarkeit zur Vorbeugung und Behandlung aller Herz-Kreislauf- und Stoffwechselerkrankungen geeignet, die die Entstehung der Gefäßverkalkung (Arteriosklerose) begünstigen, wie Hochdruck, Zuckerkrankheit, Fettstoffwechselstörungen, aber auch bei bereits eingetretenen Gefäßerkrankungen wie Herzinfarkt, Raucherbein etc. Auf die entsprechenden Stichworte wird verwiesen. Sind die gesundheitlichen Voraussetzungen für das Joggen aufgrund der Schwere der Erkrankung, beispielsweise bei ausgeprägten Durchblutungsstörungen der Beine oder der Herzkranzgefäße, nicht gegeben, so kann das Laufen im Wechsel mit Gehen ausgeführt werden.

Bezüglich der Anforderungen an ein optimales Laufprogramm kann auf den allgemeinen Teil, auf die Trainingswirksamkeit von Ausdauerbelastungen, verwiesen werden. Kurz zusammengefaßt, sollte eine Laufbelastung mindestens 5–10 Minuten, optimal 30–40 Minuten, 3–4mal wöchentlich durchgeführt werden. Dabei ist am Ende der Laufbelastung eine Pulsschlagzahl von 180 minus Lebensalter in Jahren anzustreben bzw. man sollte so laufen, daß man sich noch unterhalten kann oder »laufen ohne zu schnaufen«. Ein solches Laufprogramm ist allerdings langsam aufzubauen, um Überforderungen des Bewegungsapparates zu vermeiden. Hierzu trägt auch eine entsprechende Ausrüstung (gute Laufschuhe!) sowie die Auswahl der Laufstrecke bei. Das Laufen insbesondere auf gewölbten Asphaltstraßen kann leicht zu Beinbeschwerden führen!

Weniger geeignet ist das Laufen bei Beschwerden wegen zu *niedrigen Blutdrucks*. Hierdurch kann, insbesondere wenn das Körpergewicht abnimmt, der Blutdruck noch weiter absinken. Soweit Patienten mit solchen Blutdruckbeschwerden trotzdem laufen möchten, können sie den Blutdruck zwischenzeitlich steigern, indem sie hügelige Strecken mit stärkeren Anstiegen benutzen. Eine andere Möglichkeit besteht in der Unterbrechung der Laufstrecke durch eingestreute Anteile mit kraftbetonter Gymnastik (z. B. Liegestütze) oder in der Benutzung von Hanteln, die mitgenommen werden, um den Kraftanteil zu steigern.Ungünstig kann sich Laufen mit mittlerer Intensität auch bei *Asthma* auswirken, da dies die Krampfneigung der Bronchien verstärken kann (s. dort). In diesem Fall sollte man zu einem eher intervallartigen Laufen raten. Weitere Gegengründe können erhebliches Übergewicht und Verschleißerscheinungen in den Gelenken sein. Dann kommen eher Radfahren oder Schwimmen in Frage.

Judo

Eine Kampfsportart (s. dort), bei der besonders im Training sehr viele verschiedenartige Belastungsformen vorkommen. Sie führt zu einer Verbesserung sämtlicher motorischer Eigenschaften, wie Beweglichkeit, Schnelligkeit, Kraft und Ausdauer. Wegen des Kampfsportcharakters ist sie im allgemeinen jedoch nur für junge gesunde Menschen geeignet bzw. beim Vorliegen von funktionellen Herz-Kreislauf-Störungen, wie zu niedrigem Blutdruck etc. Bei ausgeprägten Herz-Kreislauf- und Stoffwechselerkrankungen sollte dieser Sport nicht ausgeübt werden.

Kampfsportarten

Der Krieg gilt neben anderen Motivationen als einer der Väter des Sports, der nicht zuletzt auch als Vorbereitung für die körperliche Auseinandersetzung mit dem Feind diente. Aus diesem Grund ist es kein Wunder, daß Kampfsportarten zu den ursprünglichsten Sportformen gehören und sich in den unterschiedlichen Kulturbereichen verschiedenartig ausgeprägt wiederfinden. Neben den auch in Europa beheimateten Kampfsportarten *Ringen*, *Boxen* und *Fechten* haben sich inzwischen auch zunehmend fernöstliche Kampfsportarten bei uns durchgesetzt, wie *Karate, Judo, Teak-wan-do, Kendo* etc. Kampfsportarten werden teilweise mit Waffen (Fechten) bzw. Stöcken (Kendo) oder auch unbewaffnet (Karate, Ringen, Boxen) durchgeführt.

Die meisten Kampfsportarten beanspruchen den gesamten Bewegungsapparat einschließlich Beweglichkeit, Schnelligkeit, Muskelkraft, Koordination und Ausdauer und sind somit potentiell gesundheitlich positiv einzuordnen. Sie sind jedoch in unterschiedlichem Ausmaß von der Möglichkeit der Verletzung gekennzeichnet, besonders des Gegners, dem der Angriff gilt. Im Gegensatz zum Boxen, in dem es das »sportliche« Ziel ist, den Gegner außer Gefecht zu setzen, gilt beispielsweise im traditionellen *Karate* ein K.o. des Gegners als Grund zur Disqualifikation! Besonders dort, wo Waffen eingesetzt werden, etwa beim Fechten, kann es zu Unfällen mit Todesfolge kommen.

Neben der Unfallmöglichkeit ist zu berücksichtigen, daß die hohe psychische Anspannung sowie teilweise der Krafteinsatz zu erheblichen Anstiegen von Pulsschlagzahl und Blutdruck führen können. Für Patienten mit schwereren Herz-Kreislauf- und Stoffwechselerkrankungen sind solche Sportarten daher im allgemeinen nicht geeignet.

Die einzelnen Kampfsportarten müssen jedoch sehr differenziert betrachtet werden. Aus gesundheitlicher Sicht sind besonders ungünstig Kampfsportarten mit hohem Krafteinsatz wie Ringen bzw. hoher Verletzungsgefahr wie Boxen. Günstiger sind dagegen Kampfsportarten, die vor allem von Bewegung geprägt sind.

Bei den asiatischen Kampfsportarten stehen häufig die geistigen Effekte im Vordergrund. Die mögliche Abwandlung geht hin bis zum *Tai chi,* bei dem sehr langsame Bewegungen aus dem Kampfsport zu einer Art Entspannungsgymnastik umfunktioniert wurden. Solche Formen sind auch für Herz-Kreislauf-Patienten, selbst Patienten nach Herzinfarkt, empfehlenswert. Den blutdrucksteigernden Effekt von Kampfsportarten kann man nicht zuletzt dann sinnvoll ausnutzen, wenn es darum geht, den Blutdruck in die Höhe zu treiben, beispielsweise bei Beschwerden im Sinne eines »zu niedrigen Blutdrucks« (s. dort).

Wegen der intervallförmigen Belastungen sind Kampfsportarten (z.B. *Karate*) auch für Asthmapatienten geeignet. Ausgenommen hiervon sind jedoch diejenigen Kampfsportarten, in denen die Atmung behindert wird, d. h. bei denen der Gegner »in den Schwitzkasten« genommen wird wie beim Ringen.

Bei der gesundheitlichen Bewertung von Kampfsportarten sollte schließlich nicht zuletzt berücksichtigt werden, daß in einer zunehmend von Gewalt beherrschten Umgebung die körperliche Verteidigungsfähigkeit auch für die eigene Gesundheit wertvoll sein kann, ganz besonders für Frauen.

Kanusport

Kanufahren gehört zu den Ausdauersportarten. Die Vorwärtsbewegung erfolgt jedoch nur über die Arme, die eingesetzte Muskelmasse ist daher gering. Dies führt zu hohen Blutdruckanstiegen. Als Wettkampfsportart ist Kanu daher für Patienten mit Hochdruck oder nach Herzinfarkt ungünstig. In Folge der Unterkühlung im Wasser treten nicht selten Erkältungen und Infektionen der Harnwege auf. Wird Kanufahren als Breitensport (»Paddeln«) ausgeübt, entfallen die genannten gesundheitlichen Folgen weitgehend. Im Breitensport geht es in erster Linie um eine Verbindung von Gesundheit mit Naturerlebnis, vorausgesetzt, es wird auf sauberen, naturerhaltenen Gewässern durchgeführt, die es trotz aller Unkenrufe auch heute noch gibt, wenn man ein wenig danach sucht!

Karate

Siehe Kampfsportarten.

Kegeln

Kegeln wird im allgemeinen als Freizeitbeschäftigung betrachtet, es wird jedoch auch als Wettkampfsportart durchgeführt. Es überrascht immer wieder, daß gerade beim Kegeln in Deutschland unter allen Sportarten mit die häufigsten Herz-Kreislauf-Zwischenfälle und Todesfälle auftreten. Dies liegt weniger daran, wie oft vermutet, daß beim Kegeln »gepreßt« wird oder beim Gesellschaftskegeln die ungünstigen Faktoren Alkohol und Nikotin hinzukommen. Ursächlich hierfür ist die Tatsache, daß gerade beim Kegelsport viele ältere Menschen teilnehmen, bei denen bereits Herz-Kreislauf-Schädigungen vorhanden sein können. Nicht das Kegeln ist gefährlich, sondern viele Kegler sind von vornherein gefährdet! Risikopatienten sollte man daher eine Belastungsuntersuchung empfehlen, bevor sie intensiver Kegelsport betreiben.

Auch dann, wenn Herz-Kreislauf-Erkrankungen bekannt sind, kann durchaus gekegelt werden. Man sollte dies jedoch in vernünftiger Form tun. Eine probate Regel ist, beim Schub zu atmen, da dadurch das Moment des Preßdrucks entfällt. Ein Kegelabend ohne Bier ist für viele Menschen nicht vorstellbar. Die Menge an Alkohol kann jedoch durchaus in Grenzen gehalten werden! Zigarettenrauch muß keinesfalls sein, ebensowenig wie die »harten« Sachen bei den Getränken! Ein Trainingseffekt für das Herz-Kreislauf-System kommt dem Kegeln natürlich keinesfalls zu, aber Spaß macht es schon.

Kraftsportarten

Kraftsport in Form von Fitneßtraining, kraftbetonter Gymnastik und Bodybuilding gewinnt zunehmendes Interesse. Es ist wieder »in«, Muskeln zu haben, wie sich dies ja auch in der Mode zeigt, die breite Schultern durch Wattepolster vortäuscht! Wenn schon Muskeln, dann doch wohl besser eigene! Zu einem mehr oder minder ausgeprägten Krafteinsatz kommt es ferner auch in bestimmten leichtathletischen Disziplinen wie Kugelstoßen und Hammerwerfen sowie in Kampfsportarten wie Ringen und Judo.

Kraftsport ist allerdings nicht unproblematisch, wenn schon Herz-Kreislauf-Schäden vorliegen. Im allgemeinen Teil wurde schon darauf hingewiesen, daß Kraftbelastungen zwar zur Entwicklung der Muskulatur führen, Trainingseffekte für das Herz-Kreislauf-System bleiben jedoch aus. Je höher der Krafteinsatz, um so höher steigt der Blutdruck. Bei maximalem Krafteinsatz kommt es zum Preßdruck. Für Patienten mit vorbestehenden Herz-Kreislauf-Erkrankungen, besonders für Patienten mit Hochdruck und im Zustand nach Herzinfarkt, aber auch für Patienten mit Stoffwechselerkrankungen wie Zuckerkrankheit sind ausgeprägte Kraftbelastungen daher ungünstig. Günstig ist dagegen ein Krafttraining bei Beschwerden infolge von zu niedrigem Blutdruck, da dieser hierdurch angehoben wird.

Zu Unrecht wird oft das Kraft- und Muskeltraining generell abgelehnt. Die negativen Kreislaufreaktionen gelten vorwiegend für das maximale Krafttraining, das meist als sog. isometrisches Krafttraining ausgeführt wird. Ein dynamisches Krafttraining, bei dem der Krafteinsatz unter gleichzeitiger Muskelbewegung dosiert erfolgt, ist dagegen zum Muskelaufbau auch bei zahlreichen inneren Krankheiten oder Störungen des Bewegungsapparates durchaus sinnvoll. Dies gilt selbst für Patienten mit Bluthochdruck, für die wegen des hohen Blutdruckanstiegs unter Belastung ein Krafttraining oft als verboten angesehen wird. Ein vernünftig durchgeführtes Krafttraining kann sich für Bluthochdruckpatienten sogar vorteilhaft auswirken. Der Blutdruckanstieg bei einer Kraftbelastung, beispielsweise beim Heben schwerer Gegenstände im Alltag, ist nämlich nicht von der

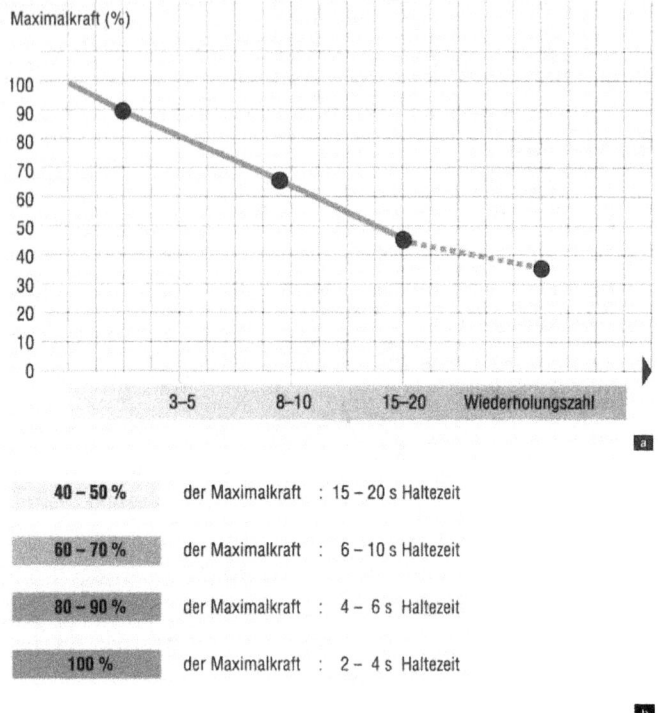

Abb 44. Dosierung von Kraftbelastung: Beziehung zwischen Belastungshöhe und Wiederholungszahl (**a**) bzw. Haltezeit (**b**).

absolut eingesetzten, sondern von der relativen Kraft abhängig. Je größer die Muskulatur, über die der Hochdruckpatient verfügt, um so geringer wird somit seine Blutdrucksteigerung sein, wenn er z.B. einen Kasten Sprudelwasser aus dem Auto hebt.

Ganz besonders wichtig ist das Krafttraining bei Störungen im Bewegungsapparat. Hier wird das im Leistungssport entwickelte *isokinetische Krafttraining,* das mit speziellen Geräten, die die Bewegungsgeschwindigkeit konstant halten, ausgeführt wird, inzwischen auch in

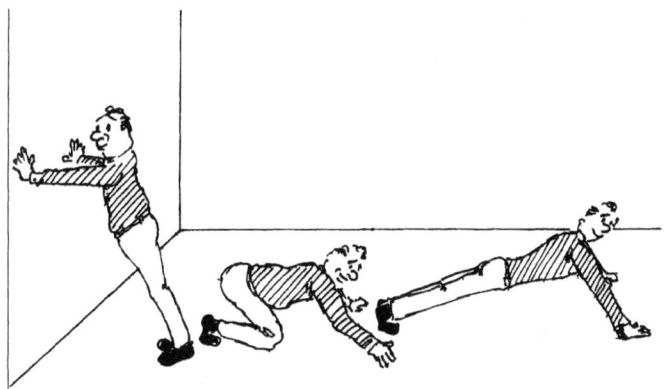

Abb. 45. Einfaches Verfahren zur Dosierung von Kraftbelastungen durch unterschiedliche Formen von »Liegestützen«.

die Krankengymnastik übertragen. Ein Muskeltraining kann sich z. B. auch bei Rückenbeschwerden von übergewichtigen Patienten mit inneren Erkrankungen sehr günstig auswirken.

Krafttraining, besser vielleicht Muskeltraining, darf also keineswegs verteufelt werden – im Gegenteil! Damit ein Krafttraining vernünftig erfolgt, sollte es individuell dosiert werden. Eine Kreislaufgefährdung durch überhöhte Blutdruckanstiege unterbleibt im allgemeinen, wenn die Kraftbelastungen nur im Bereich von 40–60 % der Maximalkraft erfolgen. Dies ist dann gewährleistet, wenn eine bestimmte Übung 10–15mal hintereinander ohne große Anstrengung wiederholt werden kann (Abb. 44). Man kann das ganz besonders gut im Fitneß-Studio mittels der dort vorhandenen Geräte durchführen. Aber auch ohne Geräte ist es möglich. So kann ein Untrainierter mit »Liegestützen gegen die Wand« beginnen, dann als Steigerung zu Liegestützen in einer knieenden Position übergehen, bevor er zum eigentlichen Liegestütze kommt (Abb. 45). Ungünstig beim Krafttraining sind vor allem maximale Kraftübungen. Gefährlich wird es besondes auch dann, wenn im Bodybuilding oder im Leistungssport die Kraftentwicklung durch unerlaubte Eingriffe wie Anabolika unterstützt wird (s. Stichwort Bodybuilding).

Langlauf
Siehe Ausdauersportarten, Joggen.

Leichtathletik
Unter diesem Begriff werden sehr unterschiedliche Belastungsformen zusammengefaßt, nämlich Springen (Hochsprung, Weitsprung, Dreisprung), Werfen und Stoßen (Kugelstoß, Hammerwurf, Speerwurf) und Laufen zwischen der Sprintstrecke über 100 m bis zu Langlaufbelastungen von 42 km im Marathonlauf. Entsprechend unterschiedlich sind die motorischen Belastungen. Angesprochen werden die Schnellkraft beim Sprinten und Springen (Abb. 46), die Maximalkraft beim Stoßen und Werfen sowie die Ausdauer beim Langlauf. Gemeinsam ist den leichtathletischen Übungen, daß sie mit dem Ziel des Wettkampfs durchgeführt werden.

Die meisten der leichtathletischen Belastungen haben keinen Trainingseffekt auf das Herz-Kreislauf-System, von den Langlaufwettbewerben abgesehen! Soweit Schnelligkeits- und Schnellkraftbelastungen durchgeführt werden, können sie durch erhebliche Blutdrucksteigerungen und Übersäuerungen bei Herz-Kreislauf- und Stoffwechselkranken gefährlich werden. Ganz besonders gilt dies durch den hohen Blutdruckanstieg bei Übungen, die zu maximalem Krafteinsatz führen wie Kugelstoß und Hammerwurf. Wettkampfmäßig betriebene Leichtathletik setzt somit absolute Gesundheit voraus und ist bei bestehenden Vorerkrankungen nicht zu empfehlen, ausgenommen die sog. funktionellen Herz-Kreislauf-Erkran-

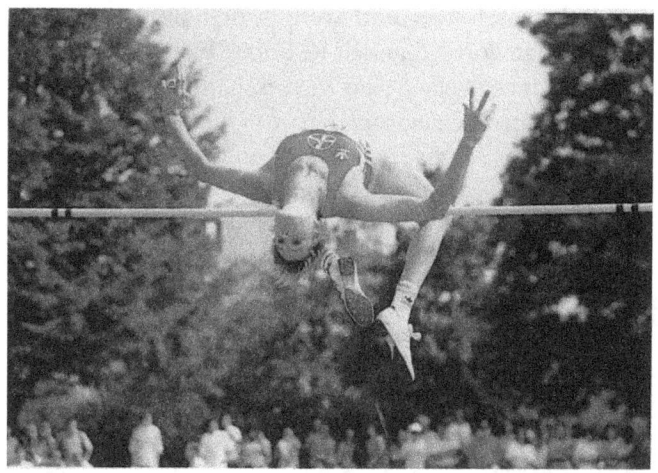

Abb. 46. Hochsprung erfordert maximale Schnell- und Sprungkraft.

kungen, also solche ohne faßbare Veränderungen an Herz und Gefäßen. Ganz besonders bei zu niedrigem Blutdruck kann sich die Blutdrucksteigerung in der Leichtathletik positiv auswirken. Außer den typischen Langlaufwettbewerben sind die leichtathletischen Übungen meist nur von kurzer Dauer oder intervallartig. Auch asthmakranke Kinder können daher im allgemeinen an leichtathletischen Wettbewerben teilnehmen.

Mannschaftsspiele

Spiele machen Spaß. Sie sind für viele das Salz in der Suppe des Sports, daher sollen sie hier ausführlicher dargestellt werden. Zunächst geht es um diejenigen Mannschaftsspiele, bei denen ein Ball oder Puck zu einem bestimmten Zielpunkt, Tor oder Korb, zu transportieren ist. Der Gegner versucht, die ballführende Mannschaft daran zu hindern, ihr Ziel zu erreichen. Die »Mannschaftsrückschlagspiele«, also Volleyball, Faustball etc., haben etwas andere Eigenschaften und werden deshalb unter einem eigenen Stichwort behandelt (s. dort). Trotz gewisser Unterschiede im einzelnen sind Mannschaftsspielen folgende Besonderheiten gemeinsam:

1. *Hohe Motivation.* Dies kann als Vorteil und als Nachteil wirken. Der *Nachteil* besteht darin, daß vor allem bei vorbestehenden Schädigungen des Herz-Kreislauf-Systems und des Stoffwechsels Überlastungserscheinungen und Zwischenfälle auftreten können. Dies betrifft ganz besonders ältere Sportler. So ist die absolut höchste Zahl der nicht durch Verletzung bedingten Todesfälle im Sport in Deutschland beim Fußball zu beobachten, wobei allerdings zu berücksichtigen ist, daß es sehr viele Fußballspieler gibt. Der hohe Motivationscharakter führt dazu, daß Pulsfrequenz und Blutdruck gefährlich ansteigen.

Der *Vorteil* einer hohen Motivation liegt darin, daß sie eine Teilnahme auf Dauer mit sich bringt. Der Mensch ist ein »homo ludens«, ein spielender Mensch. Gewinnen wollen – und damit auf der anderen Seite natürlich gelegentlich auch verlieren müssen –, ist einer der Grundzüge der menschlichen – ganz besonders der männlichen – Natur. Frauen sind übrigens von solchen Erfolgserlebnissen meist weniger abhängig als Männer und weniger »spielbesessen«, wenngleich natürlich auch hier die Ausnahme die Regel bestätigt. Im Spiel ergibt sich die Gelegenheit, Streßhormone in biologisch sinnvoller Art und Weise abzubauen, zu der sonst in unserem täglichen Leben kaum noch Gelegenheit gegeben wird.

2. *Trainingseffekte.* Je nach Durchführung und Art des Spiels können auch hier Kreislaufreize gesetzt werden, die trainingswirksam werden. Dies ist selbstverständlich in den einzelnen Spielsportarten sehr unterschiedlich. Relativ groß ist der Trainingseffekt bei den langen Laufstrecken im Fußball, nur gering bei den hochintensiven Belastungen, aber nur kurzen Laufstrecken,

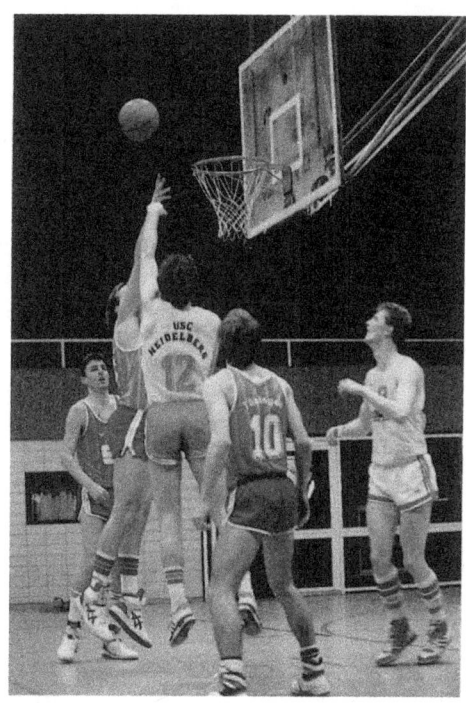

Abb. 47. Mannschaftsspiel Basketball: Der Gegner versucht, die ballführende Mannschaft am »Korblegen« zu hindern. Das Verletzungsrisiko ist dabei besonders hoch.

verbunden mit raschem Auswechseln im Eishockey oder Handball. Vielen »Spielern« sollte man daher raten, nicht nur mit dem Ball umzugehen, sondern zusätzlich ihre Ausdauer durch ein Lauftraining zu verbessern. Wer mehr Luft hat, spielt auch besser!

3. *Verletzungsgefahr.* Durch den Kampf um den Ball und den Kontakt mit dem Gegner ist die Verletzungsgefahr in Spielsportarten besonders hoch, wobei dies wiederum in den einzelnen Spielsportarten unterschiedlich ist. Relativer Spitzenreiter in der Anzahl der Verletzungen ist im Augenblick überraschenderweise nicht der Fußball-

sport, sondern gemeinsam mit Volleyball der Basketball (Abb. 47). Schwerere Verletzungen treten dagegen im Fußball auf. Fairneß, der Schutz des Gegners, sollte daher oberstes Gesetz im Spiel sein und nicht das Gewinnen um jeden Preis! Leider sieht das in der Praxis oft ganz anders aus!

Aufgrund dieser Charakteristika sind die Mannschaftsspiele aus gesundheitlicher Sicht nicht unproblematisch, sie haben aber keineswegs nur Nachteile, sondern auch viele Vorteile. Die körperliche Belastung ist vielfältig. Es werden die verschiedenen motorischen Beanspruchungsformen wie Ausdauer, Schnelligkeit, Beweglichkeit, Kraft und Koordinationsvermögen angesprochen, wenn auch wiederum in den einzelnen Spielsportarten in unterschiedlicher Form und in unterschiedlichen Körperbereichen.

Spielsportarten sind somit für Herz-Kreislauf- und Stoffwechselerkrankungen, wie Durchblutungsstörungen im Bereich von Herzkranzgefäßen und Beinen, Übergewicht, Zuckerkrankheit und Hochdruck, durchaus sinnvoll, weil Trainingsreize gesetzt und Kalorien verbraucht werden. Die potentiell erhöhte Gefährdung darf aber nicht vergessen werden. Dieser Zwiespalt kann durch die geeignete Art und Weise der Durchführung gelöst werden. Je geringer die gesundheitliche Gefährdung, um so mehr kann das Spiel in seiner ursprünglichen Form absolviert werden. Jugendlichen Hochdruckkranken wird beispielsweise häufig selbst Fußball verboten. Fußball ist aber sicher für den jungen Hochdruckpatienten besser als gar kein Sport. Auf der anderen Seite kann Fußball in seiner Wettkampfform für Patienten nach Herzinfarkt durch Überforderung gefährlich werden. In diesem Fall könnten die Spielregeln verändert werden bis hin zum Fußballspiel über ein Netz (Fußballtennis). Die typischen, hier besprochenen »Torschußspiele« sind für eine solche

Veränderung allerdings weniger geeignet als die Mannschaftsrückschlagspiele (s. Rückschlagspiele).

Bei anderen Erkrankungen können Spiele dagegen in besonderem Maße empfohlen werden. Dies gilt insbesondere für sog. funktionelle Herz-Kreislauf-Beschwerden, beispielsweise nervöse Herzbeschwerden oder auch zu niedrigen Blutdruck. Die Erfahrung, daß trotz der Herzbeschwerden »nichts passiert«, zeigt dem Betroffenen, daß sie so schlimm nicht sein können. Die Gruppendynamik trägt zur Überwindung der psychischen Probleme, die oft die Ursachen solcher Beschwerden sind, bei. Schließlich stellt die Blutdrucksteigerung beim Spiel eine fast ursächliche Behandlung von Beschwerden bei zu niedrigem Blutdruck dar. Auch bei Erkrankungen der Atemwege, speziell bei Asthma, sind Spielsportarten durch den intervallartigen Charakter, die kurzen aufeinanderfolgenden Belastungsformen mit vielen Pausen, günstiger als Ausdauerbelastungen. Das Spiel motiviert die vorzugsweise betroffenen Kinder und Jugendlichen in besonderer Art und Weise! Sportspiele sind für sie also eine natürliche Behandlung!

Mannschaftsrückschlagspiele
Siehe Rückschlagspiele.

Marathonlauf
Der Marathonlauf steht hier beispielhaft für extremen Langlauf, der heute bis zu 100-km-Läufen oder sogar bis zu 24-Stunden-Rennen geht. Hier gelten natürlich im Prinzip die gleichen Überlegungen wie beim Langlauf und bei den Ausdauerbelastungen generell (s. dort). Grundsätzlich sollte jedoch angeführt werden, daß solche extremen Belastungen weniger mit Gesundheit als mit Leistungswillen und Selbstbeweis zu tun haben. Der Glaube mancher Langläufer, daß Langlauf gesund ist,

mehr Langlauf noch gesünder, und daß gewissermaßen Marathonläufer überhaupt nicht mehr sterben, trifft sicher nicht zu.

Eine solche Formulierung ist zwar satirisch überspitzt, sie zielt aber an der Wirklichkeit nicht weit vorbei. So existiert unter amerikanischen Langläufern der Aberglaube, daß Marathonlaufen Immunität gegenüber der Gefäßverkalkung (Arteriosklerose) verleihe, ein Aberglaube, an dem schließlich der amerikanische Langläufer Jim Fixx gestorben ist. Dieser lief trotz erheblicher Herzbeschwerden weiter, weil er glaubte, als Marathonläufer könne ihm hierbei nichts passieren. Bei einer Vorschädigung des Herz-Kreislauf-Systems steigt das Risiko mit Höhe der Belastung, und ein 42 km langer Dauerlauf ist schließlich eine ungeheuer intensiver Kreislauf- und Stoffwechselbelastung. Das Maximum der gesundheitlichen Wirkung des Sports wird schon bei wesentlich geringeren Belastungsumfängen erreicht, bei einem Kalorienverbrauch von 300–400 täglich durch Sport, entsprechend 30–40 Minuten oder 5–6 km Laufen pro Tag. Laufumfänge bis zu 100 km und mehr pro Woche sind hierfür nicht erforderlich. Neuere Untersuchungen haben gezeigt, daß Langlauf dann gewissermaßen zur Sucht werden kann, da er zur Freisetzung opiumartiger Gehirnhormone, der »Endorphine«, führt. Allerdings ist dies eine gesundheitlich letztlich positiv zu wertende Sucht!

Wer Freude an der Extremerfahrung Ultralanglauf hat, sollte sich vorher allerdings vergewissern, daß er hierfür auch hinreichend gesund ist. Bei Herz-Kreislauf-Erkrankungen, etwa nach einem Herzinfarkt, sollte man hiervon absehen, auch dann, wenn die Stoffwechselanpassung gestört ist, wie beispielsweise bei einer Zuckerkrankheit. Es droht sonst die Gefahr einer Unterzuckerung. Im Zweifelsfall sollte man mit seinem Arzt sprechen.

Motorsport
(Autorennfahren, Motorradrennfahren etc.)

Von Sport im engeren Sinne kann hierbei eigentlich nicht die Rede sein. Die Belastung betrifft vor allem das Sportgerät, das Auto, das Motorrad, weniger den Fahrer. Durch den psychischen Streß, teilweise auch durch den erforderlichen Krafteinsatz, steigen Pulsfrequenz und Blutdruck stark an. Zusätzlich besteht hohe Verletzungsgefahr. Mit gesundheitlich orientiertem Sport hat dies selbstverständlich nichts zu tun. Minimale Voraussetzung, um einen solchen »Sport« zu betreiben, ist Gesundheit. Menschen mit bereits vorbestehenden Erkrankungen sollte man noch hartnäckiger als anderen vom Motorsport abraten.

Orientierungslauf

Hierbei handelt es sich um einen Leistungssport, bei dem die Kunst des Kartenlesens mit dem Langlauf verbunden wird. Er verknüpft die gesundheitlichen Vorteile der Ausdauerbelastung mit dem Naturerlebnis.

Paddeln

Breitensportliche Variante des Kanusports (s. dort). Wegen der geringen körperlichen Belastung entsteht im allgemeinen kein Traingseffekt. Das Paddeln verbindet Streßabbau mit Naturerlebnis.

Prellball

Variante der Mannschaftsrückschlagspiele (s. Rückschlagspiele). Der Ball wird in etwa nach den gleichen Regeln wie beim Volleyball auf den Boden geprellt und muß nach dreimaligem Zuspiel innerhalb der Mannschaft über ein Hindernis (eine Bank oder ein Netz) zum »Gegner« zurückgebracht werden. Das Spiel ist mit geringer körperlicher Belastung verbunden und erfreut sich innerhalb der Herz-Kreislauf-Patienten-Gruppen mit niedriger Belastbarkeit großer Beliebtheit.

Radfahren

Radfahren kann man überall. Es ist nicht nur ein Sport, sondern auch eine bequeme, billige und gesundheitsfördernde Fortbewegungsart im Alltagsleben. Der gute alte »Drahtesel« gewinnt heute zunehmende Bedeutung. Die Fahrradhersteller kommen der Nachfrage kaum nach. Aus ärztlicher Sicht ist dies nur zu begrüßen. Radfahren hat den Vorteil aller Ausdauerbelastungen (s. dort). Eine Besonderheit des Radfahrens besteht darin, daß das Körpergewicht vom »Sportgerät«, dem Fahrrad, getragen wird. Radfahren eignet sich daher insbesondere auch für Patienten mit Übergewicht und Gelenkverschleiß, die beim Joggen Schwierigkeiten haben! Ein Nachteil besteht darin, daß die eingesetzte Muskelmasse verhältnismäßig gering ist. Man kann sehr leicht Radfahren im Sinne von »Spazierengehen«, ohne sich trainingswirksam zu belasten. Wenn man durch Radfahren einen Trainingseffekt anstrebt, sollte man auf die Pulszahl 180 minus Lebensalter kommen! Aber auch wenn diese nicht erreicht wird, werden über den Kalorienverbrauch Reize gesetzt. Radfahren eignet sich somit bei allen Herz-Kreislauf-Erkrankungen, speziell Durchblutungsstörungen im Bereich der Beine, des Herzmuskels (Zustand nach Herzinfarkt) sowie bei Übergewicht, Zuckerkrankheit und Fettstoffwechselstörungen.

Der Blutdruckanstieg beim Radfahren hängt vom Ausmaß des Krafteinsatzes ab. Der hochdruckkranke »Radwanderer« sollte daher steilere Berge nicht hinauffahren, sondern besser schieben. Er sollte besonders auch auf eine gute Gangschaltung achten, die es ihm ermöglicht, stärkeren Krafteinsatz durch schnelles Treten zu ersetzen. Bei zu niedrigem Blutdruck sollte man sich dagegen eher bergige Strecken suchen, da mit dem Krafteinsatz der Blutdruck in die Höhe getrieben wird.

Im *Leistungssport Radfahren* gelten andere Bedingungen. Dadurch, daß die Fahrer häufig »aus dem Sattel gehen« und dann auch die Arme zur Fortbewegung einsetzen, indem sie am Lenker ziehen, tritt ein hoher Trainingseffekt ein. Radfahrer haben mit die größten Sportherzen! Beim Radsport treten allerdings auch sehr häufige *Verletzungen*, besonders bei Bergabfahrten, ein. Fast typisch für das Radfahren ist der Schlüsselbeinbruch. Auch der breitensportliche Radfahrer sollte dies berücksichtigen, es mehren sich schwere Verletzungen bis hin zu Todesfällen bei Radfahrern im Straßenverkehr!

Eine spezielle Variante des Radfahrens ist das *»Heimfahrrad* bzw. das *Ergometertraining* im Fitneß-Studio. Der Vorteil des Heimfahrrads besteht darin, daß man die Belastungsintensität sehr genau dosieren kann. Dies ist ganz besonders wichtig in der frühen Phase nach schwereren Erkrankungen, beispielsweise nach einem Herzinfarkt oder einer Herzoperation. Von Vorteil ist ferner, daß man von Wind und Wetter unabhängig wird und das Training auch einer Regenfront nicht zm Opfer fällt.

Wenn man sich ein solches Gerät anschafft, sollte man allerdings darauf achten, daß es auch wirklich brauchbar ist. Hierzu ist es nicht unbedingt erforderlich, teure computergesteuerte Fahrräder zum Preis von mehreren tausend Mark zu erwerben. Die Belastungssteuerung durch den Computer kann man nach einer halben Stunde Beschäftigung mit der Materie durch sein eigenes Wissen ersetzen. Bei der Anschaffung eines solchen Gerätes sollte man allerdings darauf achten, daß es eine entsprechend große Schwungmasse besitzt. Ganz billige Standfahrräder, bei denen man nur sehr abgehackt tritt, machen wenig Spaß und bringen den Kreislauf nicht recht in Schwung. Achten Sie also beim Kauf eines Gerätes darauf, daß es stabil und standfest ist. Kaufen Sie nur ein Standfahrrad, bei dem Sie beim Ausprobieren das Gefühl haben, auf einem »richtigen Fahrrad« zu treten. Ferner sollte die Leistung in Watt ablesbar sein, nicht etwa in gefahrenen km etc.; das sind sehr ungenaue Größen.

Das Training sollte auch auf dem Heimfahrrd etwa bei einer Pulsschlagzahl von 180 minus Lebensalter erfolgen. Es gelten die gleichen Bedingungen, wie sie im allgemeinen Teil erläutert wurden. Man kann das Training auch gut mit bestimmten Lebensgewohnheiten verbinden: Spezialisten bringen es fertig, ihr Training stets etwa in der Viertelstunde der Tagesschau durchzuführen oder für längeres Training auch die Zeit einer ganzen Fernsehserie zu nutzen.

Reiten

Reiten erfreut sich großer Beliebtheit, es bringt durch die Benutzung des »Sportgeräts« Pferd ein besonders intensives Naturerlebnis mit sich. Sportmedizinisch betrachtet schneidet es allerdings weniger gut ab. Ein alter Scherz sagt, daß es vom Pferd abgesehen, zu keinen Trainingseffekten führt. Die Belastung betrifft nur die Muskulatur, nicht den Kreislauf. Allerdings sind teilweise hohe Krafteinsätze erforderlich, aus diesem Grund kann auch der Blutdruck sehr hoch ansteigen. Für Herz-Kreislauf-Patienten, speziell für Bluthochdruckpatienten, ist Reiten daher weniger geeignet. Für Patienten mit niedrigem Blutdruck könnte es empfohlen werden, man muß dabei allerdings auch die hohe Verletzungsgefahr berücksichtigen. Mit die meisten schweren Sportunfälle ereignen sich beim Reiten. Besonders ungeeignet ist das Reiten daher für Patienten, die Medikamente einnehmen, die die Blutgerinnung hemmen, wie vor allem Patienten nach Herzinfarkt oder Herzklappenersatz.

Ringen

Hierbei kommt es zu hohem Krafteinsatz, verbunden mit Preßdruck, zusätzlich zu hoher psychische Belastung im Wettkampf. Für Herz-Kreislauf-Patienten ist Ringen daher ungeeignet. Im übrigen gelten die Gesichtspunkte, die für die Kampfsportarten ganz allgemein erörtert wurden (s. dort).

Rodeln

Als Leistungssport wird Rodeln nur von wenigen betrieben. Es ist verbunden mit hoher psychischer Belastung und daher hohen Anstiegen von Pulsschlagzahl und Blutdruck. Als breitensportliches »Schlittenfahren« ist es entspannend und erholsam, teilweise allerdings auch verbunden mit hoher Verletzungsgefahr.

Rudern

Das Rudern gehört zu den Ausdauersportarten (s. dort). Physiologisch ist die Trainingswirksamkeit besonders hoch, da durch den Zug der Arme und den Druck der Beine über das Rollbrett ein großer Anteil an Körpermuskulatur eingesetzt wird. Rudern erfordert großen Krafteinsatz. Bei Ruderern wurden während des Durchziehens der Ruder Blutdruckwerte bis über 300 mm Hg gemessen! Als weitere Besonderheit kommt hinzu, daß es meist als Wettkampfsportart im Boot mit einem oder mehreren Partnern betrieben wird (Abb. 48). Eine individuelle Belastung ist dann nicht möglich. Sportliches Rudern ist daher für alle Patienten mit ernsthaften Herz-Kreislauf- und Stoffwechselerkrankungen ungeeignet. Bei niedrigem Blutdruck kann es allerdings empfohlen werden.

Anders sieht dies mit breitensportlichem Rudern aus. Gemütliches *Wanderrudern* ohne großen Krafteinsatz kann durchaus auch Kreislaufkranken empfohlen werden. Das Rudern hat wie das Fahrradfahren oder das

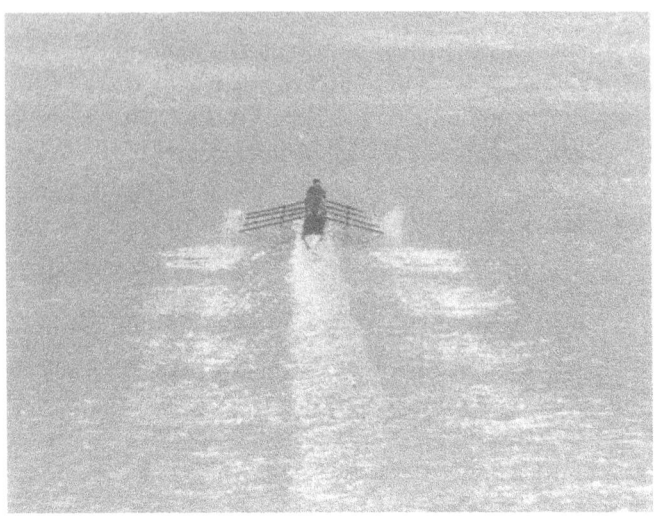

Abb. 48. Rudern als Mannschaftssport.

Schwimmen den Vorteil, daß das Körpergewicht vom Sportgerät getragen wird. Übergewichtigen könnte daher auch das Rudern angetragen werden. Es wird als Hobby jedoch meist in Freizeitbooten ohne beweglichen Sitz ausgeübt, so daß dann nur mit den Armen gerudert wird. Hierbei ist der Kalorienverbrauch nur gering. Anders sieht dies aus für *Heimtrainer.* Als Rudergeräte haben diese gegenüber dem Fahrradergometer den Vorteil, daß der eingesetzte Muskelanteil größer ist (s. Radfahren).

Rückschlagspiele

Rückschlagspiele erfreuen sich eines ausgeprägten Booms. Dies betrifft nicht nur das Tennis, das durch die Erfolge der deutschen Spitzenspieler stark im Aufwind ist. Als »Geheimtip« schießen beispielsweise im Augenblick überall Badmintonhallen aus dem Boden! Volleyball ist inzwischen das beliebteste Mannschaftsspiel auch an deutschen Schulen! Unter dem Begriff Rückschlagspiele werden Sportarten verstanden, bei denen der Ball über ein Hindernis (Netz etc.) durch einen oder beim Doppel auch zwei Spieler hin und her gespielt wird (Einzelrückschlagspiele) bzw. durch Mannschaften (Mannschaftsrückschlagspiele). Zu den Einzelrückschlagspielen gehören Badminton, Indiaka, Tennis, Tischtennis und Squash, zu den Mannschaftsrückschlagspielen Faustball, Fußballtennis (dabei wird in einer Mannschaft ähnlich wie beim Volleyball der Ball mit dem Fuß über ein Netz gehoben), Faustball, Prellball, Volleyball und wiederum Indiaka. Bezüglich der einzelnen Spiele wird auf die entsprechenden Stichworte verwiesen. All diesen Spielen sind jedoch einige grundlegende Eigenschaften gemeinsam, die hier zusammengefaßt werden sollen!

Aus sportmedizinischer Sicht sind alle Rückschlagspiele dadurch bestimmt, daß die Laufstrecken und Ballwechsel verhältnismäßig kurz sind. Der *Trainingseffekt* ist dadurch gering. Dies trifft bei den Mannschaftsrückschlagspielen noch deutlicher zu als bei den Einzelrückschlagspielen. Hier gibt es jedoch auch ganz erhebliche Unterschiede. Wenn beispielsweise der Ball beim Badminton länger im Spiel bleibt, ist hier der Trainingseffekt wesentlich größer als beim Tennis. Der Trainingseffekt bei den Einzelrückschlagspielen hat in etwa folgende absteigende Reihenfolge: Badminton – Squash – Tennis – Tischtennis.

Bei den Rückschlagspielen besteht durch die *psychische Belastung* des Wettkampfspiels eine potentielle Gefährdung. Aus dieser Sicht können Rückschlagspiele überwiegend nur Gesunden empfohlen werden. Man sollte sie besonders dann anraten, wenn es darum geht, den Blutdruck zu steigern, also bei zu niedrigem Blutdruck. Auch bei Asthma empfehlen sie sich wegen des intervallartigen Charakters. Bei schwereren Herz-Kreislauf-Erkrankungen wie Hochdruck, Zuckerkrankheit und Zustand nach Herzinfarkt ist jeweils im Einzelfall zu entscheiden, ob Tennis oder andere Rückschlagspiele möglich sind oder nicht bzw. welche Einschränkungen bei der Durchführung angeraten werden sollten.

Nachdem die *Mannschaftsrückschlagspiele* im Vergleich zu den Einzelrückschlagspielen und ganz besonders auch zu den sog. »Torschußspielen« wie Fußball etc. (s. Mannschaftsspiele) eine geringere Belastung mit sich bringen, haben sie sich in den Sportprogrammen für Herz-Kreislauf-Geschädigte, so in den ambulanten Herzgruppen, besonders durchgesetzt. Sie erbringen zwar kaum einen Trainingseffekt, motivieren jedoch durch die Freude am Spiel zur langfristigen Teilnahme. Der Nebenspieler ist Mitspieler und nicht Gegenspieler oder sollte dies zumindest sein. Hieraus resultiert eine geringere Verletzungsgefahr. Allerdings besteht besonders beim leistungsmäßigen Volleyball, dem verbreitetsten Mannschaftsrückschlagspiel, eine erhebliche Verletzungsgefährdung. Diese kann für Herzpatienten und gesundheitsbewußte Breitensportler dadurch entschärft werden, daß der Schmetterschlag und das Abblocken am Netz untersagt werden. Dieses Beispiel zeigt, daß die Mannschaftsrückschlagspiele durch Veränderungen der Spielregeln besonders gut den Bedingungen von Herz-Kreislauf- und Stoffwechselpatienten angepaßt werden können.

Sauna

Um nicht mißverstanden zu werden, die Sauna ist keine Sportart! Sport bedeutet aktives, nicht passives Schwitzen. Trotzdem wird die Frage nach dem gesundheitlichen Wert der Sauna häufig im Zusammenhang mit Sport gestellt. Schon deshalb, weil Sportler viel in die Sauna gehen, gehören für sie die Begriffe Sport, Sauna und Gesundheit zusammen! Die Kreislaufbelastung in der Sauna ist geringer als dies oft angenommen wird. Sie entspricht etwa nur 75–100 Watt, also lockerem Joggen. Schon aus diesem Grund und weil der Saunabesuch nicht im geringsten Maße die Muskeln beansprucht, hat sie auch keinen Trainingseffekt. Ausgeprägte Kreislaufreaktionen werden nur durch den Sprung ins eiskalte Wasser bzw. die eiskalte Dusche provoziert. Dabei kommt es zur Ausschüttung von Streßhormonen und zu Blutdruckanstiegen auf mehr als 300 mm Hg! Patienten nach Herzinfarkt können im Regelfall zwar in die Sauna gehen, sollten aber hinterher auf den Sprung ins kalte Wasser verzichten!

Die Sauna ist keineswegs nur eine Maßnahme zur Behandlung von Krankheiten, sie dient vorwiegend der allgemeinen Hygiene und der Entspannung. Aus ärztlicher Sicht ergeben sich folgende *Gründe, in die Sauna zu gehen:*

- Allgemeine Verbesserung der Kreislaufregulation. Dies trifft bei allen sog. nervösen Kreislaufstörungen zu, ganz besonders bei niedrigem Blutdruck. Hier sollte man nach der Sauna sogar bewußt ins kalte Wasser springen oder kalt duschen, um den Blutdruck kräftig in die Höhe zu treiben!
- Verbesserung der körpereigenen Abwehr. In der Sauna werden vermehrt Streßhormone ausgeschüttet, die die körpereigene Abwehr verbessern. Dies trägt zum bekannten »Abhärtungseffekt« gegenüber Erkältungskrankheiten bei. Daneben »lernen« es gewissermaßen die Gefäße, sich unter dem kombinierten Hitze- und Kältereiz eng- bzw. weitzustellen und sich damit winterlichen Bedingungen besser anzupassen. Die Steigerung der körpereigenen Abwehr wird auch benutzt, um chronische Krankheiten positiv zu beeinflussen, wie z.B. den chroni-

schen Gelenkrheumatismus. Hier wirkt gleichzeitig die Wärme entspannend auf die Gelenke. Beim Asthma führen die Streßhormone zu einer Weitstellung der Atemwege. Der Asthmakranke sollte aber nicht gerade während eines Anfalls die Sauna aufsuchen!

Bluthochdruck. Auch der zu hohe Blutdruck wird duch die Sauna positiv beeinflußt, und zwar durch die vermehrte Ausscheidung von Kochsalz beim Schwitzen. Man sollte allerdings die Sauna nur dann aufsuchen, wenn der Blutdruck medikamentös zufriedenstellend behandelt ist, falls eine solche medikamentöse Behandlung notwendig ist. Im Zweifelsfall sollte man seinen Arzt fragen! Da viele Hochdruckmedikamente die Blutgefäße weit stellen, wie dies auch die Wärme in der Sauna bewirkt, können sich beide Effekte addieren. Beim Aufstehen kann es dann zu einem »Versacken des Bluts« in den Gefäßen und damit zu Schwindelerscheinungen bis hin zur Ohnmacht kommen. Der medikamentös behandelte Hochdruckpatient sollte in der Sauna also besonders vorsichtig sein.

Entwässerung. Durch die Sauna und das damit verbundene Schwitzen wird dem Körper Wasser entzogen. Dies ist von Vorteil in der Schwangerschaft, die oft zur Wassereinlagerung führt, oder auch bei Schwellungen nach Sportverletzungen. Natürlich sollte man aber nicht gerade mit offenen Wunden in die Sauna gehen! Die Hitzeentwicklung kann hier sehr schmerzhaft sein.

Erkrankungen des Venensystems, besonders Krampfadern. Der Kältereiz bewirkt nach dem Sprung ins Wasser ein Zusammenziehen der Krampfadern und damit eine Kräftigung der Venenwand. Sehr ausgeprägte Krampfadern können allerdings durch die Hitze noch stärker aufgeweitet werden. Dann muß die Sauna untersagt werden. Fragen Sie im Zweifelsfall Ihren Arzt!

Hautreinigung. Eine Reihe von Erkrankungen machen die Haut anfälliger gegenüber Infektionen. Als Beispiel ist die Zuckerkrankheit zu nennen. Regelmäßige, sorgfältige Reinigung, zu der die Sauna beiträgt, ist besonders wichtig. Selbstverständlich darf man aber bei ansteckenden Hauterkrankungen nicht in die Sauna gehen.

Für viele Patienten stellt sich allerdings nicht nur die Frage, ob sie wegen ihrer Erkrankung in die Sauna gehen sollten, sondern oft auch die Frage, ob sie dies trotz ihrer Erkrankung dürfen, beispielsweise nach einem Herzinfarkt oder nach einer Herzoperation. Den meisten Patienten kann man dies durchaus erlauben. Im Zweifelsfall sollte der Patient dies aber auf jeden Fall mit seinem behandelnden Arzt besprechen. Darüber hinaus ist jede Erkrankung ein besonderer Grund dafür, sich in der Sauna vernünftig zu verhalten. Hierzu können folgende *Empfehlungen* für »nicht mehr ganz Gesunde«, z. B. für Patienten nach einem Herzinfarkt, gegeben werden:

- Man sollte sich erst *langsam an die Sauna gewöhnen,* zunächst erst mit einem Gang über wenige Minuten beginnen und dann die Zeit von Saunabesuch zu Saunabesuch allmählich auf zweimal 10 Minuten, unterbrochen von einer hinreichend langen Ruhepause, ausweiten. Zu Beginn sollte man nur die untere oder mittlere Bank benutzen.
- Die Temperatur sollte optimal bei 80, höchstens bei 90 °C liegen.
- Den Sprung ins kalte Wasser sollten alle Patienten mit ernsthaften Herz-Kreislauf- und/oder Stoff-

wechselerkrankungen (Hochdruck, Zuckerkrankheit, Zustand nach Herzinfarkt) unterlassen. Dies gilt auch für die eiskalte Dusche. Statt dessen sollten sie nach einer körperwarmen Dusche an der Luft trocknen oder in einem Schwimmbad mit üblicher Temperatur langsam ausschwimmen.

Man sollte sich genügend Zeit mitbringen, um nach der Sauna auszuruhen. Nach der Sauna fällt im allgemeinen der Blutdruck durch die Weitstellung der Hautgefäße deutlich ab. Dies könnte zu einer Verminderung der Herzdurchblutung führen.

Die *Verbindung von Alkohol und Hitze* ist eine doppelte Kreislaufbelastung. Alkohol hat in der Sauna oder nach dem Saunabesuch also nichts zu suchen! Man sollte die verlorene Flüssigkeit durch kalium- und magnesiumhaltiges Mineralwasser, eventuell in Verbindung mit Obstsäften, wieder auffüllen.

Zum Abnehmen ist die Sauna nicht geeignet. Zwar ist die Sauna auch für Übergewichtige meist nicht schädlich, sondern empfehlenswert. Die Abnahme von 0,5–1 kg, die man nach dem Saunabesuch feststellen kann, ist jedoch fast ausschließlich auf Wasserverlust zurückzuführen. Die Abnahme an echter Körpermasse liegt für einen Saunabesucher nur im Bereich von 10–20 g!

Schließlich sollten noch die *Gründe, die gegen den Saunabesuch sprechen,* genannt werden. Natürlich können hier nicht alle möglichen Erkrankungen aufgeführt werden. Im Zweifelsfall sollte man immer mit seinem Arzt sprechen. Grundsätzlich sind dies alle akuten und schweren Erkrankungen. Wer beispielsweise Fieber hat, sollte nicht in die Sauna gehen, trotz eines alten Aberglaubens, man könne durch die Sauna eine Grippe schneller auskurieren. Man steckt statt dessen nur die anderen Saunabesucher an und belastet durch Fieber und Hitze von außen seinen Kreislauf doppelt! Auch wer akute Herzbeschwerden hat, die etwa auf einen beginnenden Herzinfarkt hinweisen können, sollte die Sauna meiden. Infizierte Hauterkrankungen und unzureichend medikamentös behandelter Bluthochdruck wurden schon erwähnt. Immer dann, wenn Sie starke und ungewöhnliche Beschwerden bei sich bemerken, versuchen Sie nicht, sich mit der Sauna zu kurieren, sondern fragen Sie lieber Ihren Arzt!

Schach

Schach wird hier erwähnt, weil Schachspieler Mitglieder des Deutschen Sportbundes sind. Natürlich bedeutet es keine körperliche Belastung, entspannend ist es allemal.

Schießen

Schießen ist keine Sportart, die den Körper stark in Anspruch nimmt. Es wird als Einzelsportart oder auch im Rahmen des Modernen Fünfkampfes betrieben. Als Breitensport ist es in den Schützenvereinen etabliert. Es ist eine Unsitte, hier Alkohol als »Zielwasser« zur Verbesserung der Schießleistung zu verwenden. Im Leistungssport steht für die Schützen der Alkohol auf der Dopingliste.

Schwimmen

Schwimmen ist sicher eine der gesündesten Sportformen. Es ist eine Ausdauersportart, bei der das Körpergewicht vom Wasser getragen wird, die somit also für Übergewichtige günstig ist, und die gerade auch von Orthopäden unterstützt wird. Schwimmen ist bei fast allen Herz-Kreislauf- und Stoffwechselkrankheiten sowie bei den meisten Erkrankungen des Bewegungsapparates zu empfehlen, wie Durchblutungsstörungen der Herzkranzgefäße, der Beine, Zuckerkrankheit und Verschleißerkrankungen speziell an Gelenken und Wirbelsäule! Auch bei Asthma ist das Schwimmen eine geradezu ideale Belastungsform (s. dort).

Als problematisch wird gelegentlich Schwimmen bei Bluthochdruck angesehen, da beim Eintauchen in das Wasser der Wasserdruck den Körper überlagert und damit auch den Blutdruck ansteigen läßt. Da dies jedoch für das Herz keine aktive Arbeit bedeutet, ist auch für Hochdruckpatienten Schwimmen zu empfehlen, zumal viele Hochdruckpatienten übergewichtig sind. Auch bei niedrigem Blutdruck ist Schwimmen anzuraten, da der Wasserwiderstand einen stärkeren Krafteinsatz erfordert und damit den Blutdruck ansteigen läßt. Hier kommt es vor allem auf die Form des Schwimmens an! Der Patient mit niedrigem Blutdruck sollte vor allem in kälterem Wasser schwimmen, da Kälte zur Drucksteigerung beiträgt. Schwimmen im kälteren Wasser ist auch Patienten mit Erkrankungen der Venen, also mit *Krampfadern,* zu empfehlen. Hier führen die horizontale Lage im Wasser, der Kältereiz und der Druck des Wassers von außen gemeinsam zu einem vermehrten Abfluß des Blutes in Richtung Herz, gleichzeitig werden die Krampfadern durch die genannten Mechanismen entleert.

So vielen Vorteilen stehen wenige *Nachteile* des Schwimmens gegenüber. Ein wichtiger Nachteil besteht im organisatorischen Bereich. Nicht immer ist ein Schwimmbad verfügbar. Ganz besonders fehlt es häufiger für Herz-Kreislauf-Patienten an einer entsprechenden *Wassertemperatur.* Da Patienten sich weniger stark belasten, sollten sie, um nicht auszukühlen, in wärmerem Wasser zwischen 27 und 30 °C schwimmen. Schwimmen in noch wärmerem Wasser, entsprechend den Thermalbädern, führt dagegen durch die Gleichzeitigkeit von Bewegung und der Notwendigkeit der Wärmeabgabe über die Haut zu einer doppelten Kreislaufbelastung und ist deshalb ungünstig. Ein weiterer Nachteil besteht darin, daß keineswegs jeder schwimmen kann. Wer in jungen Jahren das Schwimmen nicht gelernt hat, sollte ruhig den Mut haben, es noch in höherem Alter zu erlernen. Wenn das nicht möglich ist, kann man auf Wassergymnastik ausweichen. Das hat fast den gleichen Effekt.

Aus medizinischer Sicht ergeben sich insbesondere bei bestimmten Herzkrankheiten Probleme. Bei sehr geringer Herzleistung kann die Tatsache, daß der Körper flach im Wasser liegt und damit vermehrt Blut zum Herzen zurückfließt, ein schwaches Herz überlasten. Hierzu trägt auch der Druck des Wassers auf die Hautgefäße bei. Besondere Probleme ergeben sich bei *Herzrhythmusstörungen*. Der *Tauchreflex* (s. unten) führt dazu, daß gefährliche Herzrhythmusstörungen im Wasser häufiger ausgelöst werden als zu Lande. Wenn Sie also unter Herzrhythmusstörungen leiden, sollten Sie Ihren Arzt fragen, ob Sie schwimmen dürfen! Herzrhythmusstörungen sind allerdings sehr unterschiedlich. Nicht jedes Herzstolpern muß Ihnen diese schöne Bewegungsform verbieten!

Beim *Tauchreflex* wird gewissermaßen der Kreislauf auf »Sparflamme« geschaltet und vermindert die Pulszahl. Dies können Sie auch bei sich selbst feststellen, wenn Sie den Puls im Wasser stehend zählen. Die Reduzierung der Pulsschlagzahl gilt besonders auch unter Belastungsbedingungen. Wenn Sie beispielsweise beim Laufen die Pulszahl von 130 erreichen, so strengt Sie dies kaum an. Beim Schwimmen werden Sie das Gegenteil bemerken, d. h. die gleiche Pulszahl bedeutet eine wesentlich höhere Anstrengung. Aus diesem Grund sollten Sie beim Schwimmen nicht von einer Pulsschlagzahl 180 minus Lebensalter als Trainingsziel ausgehen, sondern einen um 10–20 Schlägen niedrigeren Wert annehmen.

Abschließend noch ein Wort zu *optimalen Formen* des Schwimmens: Leider wurde in Deutschland früher vorwiegend das Brustschwimmen gelehrt. Dies kann bei älteren Personen dazu führen, daß durch das Abknicken der Halswirbelsäule Durchblutungsstörungen und Verspannungserscheinungen mit nachfolgenden Kopfschmerzen auftreten. Günstiger ist es, den Kopf flach zu halten, was am besten beim Kraulschwimmen gelingt. Da dieser Schwimstil aber technisch relativ schwierig zu erlernen ist, ist das Rückenschwimmen eine Alternative. Für ältere Menschen ist eine brauchbare Möglichkeit auch das von ihnen häufig früher erlernte, oft aber vergessene »Seitenschwimmen«.

Segeln

Sportliches Ragattasegeln in Jollen führt durch die hohe Kraftbelastung bei Manövern und die psychische Belastung bei starkem Wind zu hohen Blutdruckanstiegen. Segeln in Kabinenbooten ist dagegen entspannend. Trainingseffekte sind keinesfalls zu erwarten. Herz-Kreislauf- und Stoffwechselpatienten, bei denen es zu plötzlichen Notfällen kommen kann, wie Patienten nach Herzinfarkt, Patienten mit Zuckerkrankheit oder mit schwereren anfallsartigen Herzrhythmusstörungen, sollten berücksichtigen, daß sich solche Notfälle fernab jeder Hilfsmöglichkeit dramatisch auswirken können.

Segelflug
Siehe Flugsportarten

Skilauf

Der Skilauf gehört zu den beliebtesten Urlaubssportarten. Spezielle Probleme ergeben sich durch die Faktoren Höhe und Kälte (s. Kap. 5).

Der *Alpinskilauf* wird vor allem von Bewegungskoordination und Kraftbelastung bestimmt. Ein Trainingseffekt ist hiervon nicht zu erwarten. Durch Kraftbelastung und psychische Anspannung kommt es zu hohen Blutdruck- und Pulsschlaganstiegen. Zusätzliche Gefährdungen können bei Patienten mit Durchblutungsstörungen vor allem im Bereich des Herzens durch den Sauerstoffmangel in der Höhe entstehen. Hinzu kommt die hohe Verletzungsgefährdung.

Alpiner Skilauf wird im allgemeinen nicht aus gesundheitlichen Gründen, sondern wegen der Natur und des Erlebnischarakters betrieben. Bei schwereren Herz-Kreislauf- und Stoffwechselerkrankungen, also Zustand nach Herzinfarkt, bei schwererer Zuckerkrankheit oder Bluthochdruck, bestehen ebenso Bedenken wie bei stärkerem Gelenkverschleiß. Ganz besonders die Kniegelenke werden durch den alpinen Skilauf hoch belastet. Trotzdem sollte nicht grundsätzlich allen Patienten mit den genannten Erkrankungen der alpine Skilauf verboten werden, der für viele auch einen großen Teil ihrer Lebensqualität bedeutet. Hier ist sehr genau im Einzelfall zu unterscheiden, wie schwer die Erkrankung ist und wie der Skilauf durchgeführt wird. Herzinfarkt ist schließlich nicht gleich Herzinfarkt und Skilauf nicht gleich Skilauf! Viele Patienten, die einen Herzinfarkt gut belastbar überstanden haben, laufen von sich aus wieder problemlos Ski. Sie sollten dabei allerdings darauf achten, daß sie nicht in einen Höhenrausch verfallen und daß die Qualität ihrer Rehabilitation sich nicht darin beweisen muß, jede schwarze Piste fahren zu können. Folgende Hinweise gelten für Patienten nach Herzinfarkt oder Herzoperation:

- Skilaufen sollte nur der Patient, der die Technik vor dem Infarkt oder vor der Herzoperation erlernt hat. Jeder Skifahrer weiß, daß weniger das Skifahren anstrengend ist als das Erlernen des Skifahrens!
- Skifahren kann völlig unerwartet in brenzlige Situationen führen, beispielsweise durch Wettereinbrü-

che, schweren Schnee etc. Daher sollte ein Herzpatient eine praktisch normale Belastbarkeit aufweisen, wenn er alpin Ski fahren will. Dies kann mit Hilfe eines Belastungstests überprüft werden.
- Skifahren ist häufig mit Stürzen verbunden. Wer als Herzpatient Medikamente einnimmt, die die Blutgerinnung hemmen, sollte nicht alpin Ski laufen! Bei den Medikamenten, die die Blutplättchen hemmen, bestehen hingegen keine Bedenken.
- Skifahren macht in 2000 m Höhe ebenso viel Spaß wie in 3000 m Höhe. Als Herz-Kreislauf- und Stoffwechselpatient sucht man sich am besten Skiorte in mittleren Höhen (Skigebiet 1500 bis höchstens 2500 m) aus.
- Nicht den ganzen Tag »brettern«, dies ist sehr anstrengend und bringt nichts für das Herz-Kreislauf-System. Viel vernünftiger ist es, höchstens 2 Stunden am Tag alpin zu laufen und zusätzlich morgens oder nachmittags gemütlich langzulaufen. Hiermit erreicht man gleichzeitig einen Trainingseffekt für das Herz-Kreislauf-System!
- Man sollte vernünftig und nur die Pisten fahren, die man ohne wesentliche Anstrengungen bewältigen kann. Gelegentliche Pausen tun dem Herzen gut und bringen die Natur näher.
- Auf jeden Fall sollte man vorher mit dem behandelnden Arzt sprechen.

Für *Hochdruckpatienten* ist anzumerken, daß die Höhe beim Skifahren den Blutdruck nicht zusätzlich in die Höhe treibt! Wichtig ist für sie, ob schon Durchblutungsstörungen des Herzmuskels vorliegen oder nicht. Dies wird durch ein Belastungs-EKG festgestellt. Dem Patienten mit zu *niedrigem Butdruck* ist der Skilauf – von der Verletzungsgefahr abgesehen – durch die hiermit verbundene Drucksteigerung sogar anzuraten. »*Niedrigdruckpatienten*« bekommen jedoch gelegentlich Probleme bei schnellen Aufstiegen im Lift mit Schwindelerscheinungen oder sogar Kollapsneigung. Wenn man hierzu tendiert, sollte man sich in der Gondel ein sicheres Plätzchen suchen und allzu überfüllte Gondeln meiden.

Skigymnastik

Wie in Kap. 3 angemerkt, muß jeder Sport von einer entsprechenden Gymnastik begleitet sein (s. auch Gymnastik), ganz besonders gilt das für das Skifahren. Die typische Skigymnastik wird allerdings ähnlich durchgeführt wie das Skifahren selbst, also vor allem mit viel Kraftbeanspruchung. Dies kann den Kreislauf leicht überfordern. Der Herzinfarkt- und Stoffwechselpatient sollte also bei der typischen Skigymnastik vorsichtig sein!

Skilanglauf

Skilanglauf als eine Form der Ausdauerbelastung (s. dort) ist besonders günstig, weil hierbei sehr viel Muskelmasse eingesetzt wird. Die Arme werden gleichzeitig mit den Beinen als Mittel der Vorwärtsbewegung benutzt. Wenn das Laufen in der Ebene erfolgt, so ist darüber hinaus kein wesentlicher Krafteinsatz notwendig. Skilanglauf ist daher eine ideale Belastung für Patienten mit Herz-Kreislauf- und Stoffwechselerkrankungen wie Bluthochdruck, Durchblutungsstörungen im Bereich der Beine oder des Herzmuskels (Zustand nach Herzinfarkt), Zuckerkrankheit, Fettstoffwechselstörungen etc. Wegen der relativ intensiven Belastung in der Kälte ist Skilanglauf dagegen für Patienten mit Atemwegserkrankungen, insbesondere Asthma, weniger geeignet. Hier kann eventuell eine Atemmaske helfen. Trotz, oder gerade wegen, dieser günstigen Eigenschaften passieren beim Skilanglauf immer wieder Zwischenfälle, da viele Patienten mit vorbestehenden Herz-Kreislauf-Erkrankungen diese schöne Sportart durchführen. Man sollte daher gerade auch den Skilanglauf vernünftig betreiben. Hierbei ist insbesondere auf folgendes zu achten:

Skilanglauf erfolgt meist in geringeren bis mittleren Höhen. Viel wichtiger als der Faktor *Höhe* (s. Kap. 5) ist die *Auswahl des Geländes*. Skilanglauf in Mittelgebirgen ist oft weniger günstig als in höheren Alpenlagen, da in Mittelgebirgen meist viele steile Abfahrten mit entsprechenden Anstiegen wechseln. Beim Aufstieg steigert der Krafteinsatz den Blutdruck. Bei der Abfahrt kommt es zu psychisch bedingten Kreislaufreaktionen und Stürzen. Das gleichmäßige Laufen in einem Hochtal der Alpen ist oft wesentlich günstiger.

Besonders gefährlich werden kann die *Übermotivation*. Die Begeisterung für die Landschaft, das Laufen in der Loipe, in der man sich nicht überholen lassen will, kann zu Problemen führen. Man sollte daher im Skilanglauf-Urlaub zu Beginn die Laufzeit täglich auf höchstens 2×1 Stunden beschränken und, wenn Vorschäden vorhanden sind, die Pulsschlagzahl kontrollieren. Sie sollte den Wert von 180 minus Lebensalter nicht wesentlich überschreiten. Schließlich ist auch beim Skilanglauf darauf hinzuweisen, daß alle möglichen *Verletzungen* in gleicher Art und Weise auftreten können wie beim Alpinskilauf. Wichtig ist also auch hier vernünftiges Verhalten. Dies betrifft nicht zuletzt die verwendete *Technik*. Die moderne Skating-Technik sieht zwar sehr rasant aus, sollte jedoch dem Leistungssportler vorbehalten bleiben!

Wie beim Alpinskilauf ist auch beim Langlaufen eine vernünftige *Ausrüstung* notwendig, die dem technischen Können angepaßt sein muß. Diese muß nicht immer teuer sein. Besprechen Sie dies mit einem gut ausgebildeten Sportlehrer.

Schließlich ist darauf hinzuweisen, daß im Zusammenhang mit dem Skilauf viele Zwischenfälle in Folge von *Alkoholgenuß* entstehen, der für manchen Skiläufer beim »Einkehrschwung« einfach dazugehört. Alkohol erhöht nicht nur die Verletzungsgefahr, Alkohol und körperliche Belastung sind für das Herz eine doppelte Beanspruchung, die zu gefährlichen Herzrhythmusstörungen führen kann (s. Stichwort Alkoholismus)!

Squash

Diese vor allem in England beheimatete Rückschlagsportart beginnt sich auch in Deutschland zu verbreiten. Man spielt sie mit einem Partner bzw. Gegner zusammen in einer Art Käfig, in dem der Ball gegen die beiden Seitenwände und die Stirnwand geschlagen werden kann. Der Vorteil besteht im Vergleich zu anderen Rückschlagspielen darin, daß sehr rasch auch beim Anfänger ein rasantes Spiel entsteht. Dies führt allerdings zu hochintensiven Pulsfrequenz- und Blutdruckanstiegen. Der Trainingseffekt ist größer als beim Tennis, da die Bälle länger im Spiel bleiben. Die Verletzungsgefahr ist hoch, vor allem beim Anfänger, der mit seinem Partner zusammenstoßen kann, bzw. durch den kleinen Ball, der vor allem im Bereich der Augen zu Verletzungen führen kann. Squash kann anders als etwa Federball kaum für Patienten mit schwereren Erkrankungen entschärft werden. Es eignet sich daher nur für Gesunde. Patienten mit niedrigem Blutdruck kann es andererseits wegen seines drucksteigernden Effektes empfohlen werden, wenn man über die Verletzungsgefahr hinwegsieht.

Surfen

Das Windsurfen hat sich wegen seiner Rasanz und des im Vergleich zum Segeln relativ leichteren Zugangs zu einem wunderschönen Naturerlebnis weitgehend durchgesetzt. Es stellt hohe Anforderungen an Kraft und Koordinationsvermögen. Hierdurch und durch die psychische Belastung kommt es zu hohen Pulsschlag- und Blutdruckanstiegen. Ein Trainingseffekt für das Kreislaufsystem ist mit diesem Sport allerdings nicht verbunden. Angesichts dieser Charakteristik ist es für Patienten mit schwereren Herz-Kreislauf- und Stoffwechselerkrankungen, wie Durchblutungsstörungen der Herzkranzgefäße, Zustand nach Herzinfarkt, schwerer Zuckerkrankheit, ausgeprägtem Bluthochdruck etc., nicht zu empfehlen. Dies gilt auch für Patienten, die durch plötzliche Herzrhythmusstörungen oder bei einer insulinabhängigen Zuckererkrankung in Notfälle geraten können. Bei niedrigem Blutdruck kann sich Surfen durch die Drucksteigerung positiv auswirken.

Tanzen/Tanzsport

Bewegung und Musik gehören seit Urzeiten zusammen. Das Tanzen beansprucht die gesamte Motorik, ganz besonders Beweglichkeit, Koordinationsvermögen, je nach Tanzart auch Ausdauer und Kraft. Das breite Spektrum der verschiedenen Tanzformen von Leistungssport Tanzen über Jazzdance, Aerobic, Gesellschaftstanz bis hin zum Volkstanz gewährleistet, daß für jeden Gesundheits- und Leistungszustand »etwas dabei ist«. Wettkampfmäßig betriebener Tanzsport geht mit relativ hohen körperlichen und psychischen Belastungen einher und sollte bei schwereren Herz-Kreislauf-Erkrankungen, ganz besonders bei Durchblutungsstörungen der Herzkranzgefäße (Zustand nach Herzinfarkt), nicht durchgeführt werden. Bewegung mit Musik, ganz besonders in Form von musikalisch geleiteter Gymnastik und Volkstanz, hat sich gerade in Altersportgruppen, in denen fast immer sehr viele Frauen teilnehmen, durchgesetzt. Bei Patienten nach Herzinfarkt ist der hohe Motivationscharakter der Musik zu berücksichtigen, der zur Überforderung führen kann (s. Stichwort Aerobic). Wegen der verhältnismäßig kurzen und intervallartigen Belastungszeit sind Trainingseffekte auf das Kreislaufsystem gering. Durch den Energieverbrauch bei längerem Tanzen ist diese Belastungsform jedoch ganz besonders bei Übergewicht, Stoffwechselerkrankungen wie Zuckerkrankheit und Fettstoffwechselstörungen geeignet.

Teak Won Do
Siehe Kampfsportarten.

Tauchen
Tauchen ist nach einer deutschen Statistik diejenige Sportart, die zu den häufigsten nichtverletzungsbedingten Todesfällen führt, wenn man eine solche Statistik auf die Zahl der jeweiligen Sportler bezieht. Diese Zwischenfälle sind allerdings häufig durch Fehlverhalten beim Tauchen, ganz besonders durch zu schnelles Auftauchen (Dekompressionsunfälle) bedingt. Beim Eintauchen ins Wasser steigt der Blutdruck steil an. Bezüglich des Tauchreflexes, der Herzrhythmusstörungen auslösen kann, wird auf das Stichwort Schwimmen verwiesen. Als Voraussetzung für eine derart gefährliche Sportart ist somit absolute Gesundheit erforderlich. Bei vorbestehenden Herz-Kreislauf-Schäden, ganz besonders bei Bluthochdruck, sollte vom Tauchen abgeraten werden. Dies gilt auch für alle Erkrankungen, die zu bedrohlichen Notfällen führen können, wie anfallartige Herzrhythmusstörungen, Zustand nach Herzinfarkt oder insulinabhängige Zuckerkrankheit.

Tennis
Tennis ist im Augenblick wohl die populärste Sportart (s. Rückschlagspiele). Obwohl eingefleischte Tennisspieler dies nicht gerne hören, bringt wegen der nur kur-

zen Ballwechsel Tennis auch bei einem langen Spiel kaum Trainingseffekte für das Herz-Kreislauf-System mit sich. Die hochintensiven Belastungen während des Ballwechsels mit hohen Anstiegen der Pulsfrequenz und des Blutdrucks sind zu kurz, um trainingswirksam zu sein, sie können dagegen aber bei vorbestehenden Herz-Kreislauf-Schäden gefährlich werden. Daher sind im Augenblick die meisten Todesfälle beim Sport im Tennis zu beklagen. Dies liegt nicht etwa daran, daß Tennis extrem gefährlich ist, sondern an der Tatsache, daß viele Menschen mit Vorschäden unvernünftig Tennis spielen.

Tennis ist also für Patienten mit Bluthochdruck, nach Herzinfarkt, mit schweren Stoffwechselerkrankungen, wie Zuckerkrankheit, sicher keine ideale Sportart. Man muß deshalb jedoch nicht allen Patienten aus diesen Krankheitsgruppe unbedingt vom Tennis abraten. Es kommt hier besonders auch auf die Art der Durchführung an! Viele Patienten spielen nach einem durchgemachten Herzinfarkt wieder Tennis. Sie sollten dann allerdings mehr miteinander als gegeneinander spielen, soweit sich dies im Tennis machen läßt. Wenn »gezählt« wird, sollte man verlieren können. Die Belastung läßt sich entschärfen, wenn statt Einzel vorwiegend im Doppel gespielt wird, möglicherweise mit technisch schwächeren Partnern. Bestehen gesundheitliche Bedenken, sollte man mit dem Arzt sprechen. Gerade wegen der häufigen Zwischenfälle beim Tennisspielen ist auf die Notwendigkeit einer Sportvorsorgeuntersuchung einschließlich Belastungs-EKG für ältere Tennisspieler hinzuweisen, ganz besonders dann, wenn zusätzliche Risikofaktoren wie Hochdruck, erhöhtes Cholesterin und/oder Rauchen bestehen.

Der »*Tennisarm*« – er zeigt sich als Schmerz an der Außenseite des Ellenbogens – ist eine Entzündung des Sehnenansatzes als Folge meist unzureichender Technik und/oder ungeeigneten Materials, wie Benutzung eines Schlägers, der dem individuellen Stil und der Spielstärke nicht entspricht. Die passende Ausrüstung sollte man mit einem gut informierten Tennislehrer besprechen. Wiederholte Spritzen in den Schmerzbereich verschleiern das Problem nur und führen auf Dauer zu einer Zerstörung von Sehnen und Knochen. Operationen und schließlich das Aus für das Tennisspiel sind die letzte Konsequenz.

Von diesen Einschränkungen abgesehen, kommt bei Gesunden bzw. bei nur leichteren Kreislauf- und Stoffwechselerkrankungen, wie bei gut eingestellter Zukkerkrankheit, leichtem Bluthochdruck oder Fettstoffwechselstörungen, dem Tennis durchaus eine gesundheitliche Bedeutung zu. Es wird zwar kein wesentlicher Trainingseffekt für das Kreislaufsystem erreicht, es werden jedoch Kalorien verbraucht, was sich positiv vor allem auf Stoffwechselstörungen und Übergewicht auswirkt. Man sollte jedoch dem Tennisspieler raten, zusätzlich die Herz-Kreislauf-Leistung durch ein Ausdauertraining, beispiels 2–3 Waldläufe pro Woche, zu verbessern. Dies wirkt sich auch positiv auf seine Ausdauer und damit seine Spielstärke aus!

Besonders empfehlenswert ist Tennis bei zu niedrigem Blutdruck, nervösen Herz-Kreislauf-Störungen sowie bei Asthma wegen seines intervallartigen Charakters bzw. seiner blutdrucksteigernden Wirkung.

Tischtennis

Hier gelten im Prinzip ähnliche Überlegungen wie beim Tennis und bei den Rückschlagspielen allgemein. Typisch für das Tischtennis sind einmal die sehr kurzen Laufstrecken, die dazu führen, daß der Trainingseffekt auf das Herz-Kreislauf-System sehr gering ist, sogar noch niedriger als beim Tennis. Typisch ist ferner, daß man relativ lang braucht, bis man die Technik so gut beherrscht, daß ein rasantes Spiel in Gang kommt, so daß auch Patienten mit schweren Herz-Kreislauf- und Stoffwechselerkrankungen, wie Zustand nach Herzinfarkt, Hochdruck und Zuckerkrankheit, diese Sportart im Sinne eines »Ping Pongs« durchführen können. Die Technik verbessert sich dann mit der körperlichen Belastbarkeit nur allmählich. Anders sieht dies aus, wenn beispielsweise Patienten nach einem Herzinfarkt Tischtennis spielen wollen, die von früher her die Technik sehr gut beherrschen. Hier besteht die Gefahr von Überbelastungen. Besonders geeignet ist, wie beim Tennis auch, Tischtennis bei zu niedrigem Blutdruck und bei Asthma.

Triathlon

Die Kombination aus Schwimmen, Langlauf und Radfahren kommt neuerdings immer mehr »in Mode«. In seiner Extrem- und Urform (4 km Schwimmen, 150 km Radfahren, 1 Marathonlauf und das alles hintereinander!) ist es eine Belastung, die bei gesundheitlichen Vorschädigungen, vor allem bei Herz-Kreislauf- und Stoffwechselerkrankungen, ungeeignet ist. Heute werden im allgemeinen jedoch Kurzformen mit verkleinerten Strecken durchgeführt. Durch die vielseitigere Beanspruchung ist diese Art der Belastung günstiger als einseitige Ausdauersportarten. Im einzelnen wird auf die Stichworte zu den drei Einzelkomponenten und den allgemeinen Gesichtspunkten der Ausdauerbelastung verwiesen. In der Praxis beobachtet man allerdings häufig, daß sich aus einer Laune heraus relativ Untrainierte unvorbereitet an Triathlonwettbewerbe heranwagen, die sie überfordern. Hier sind Zwischenfälle vorprogrammiert. Dies betrifft Herz-Kreislauf-Zwischenfälle ebenso wie Verletzungen. Die Überforderung durch das vorausgegangene Schwimmen kann besonders beim Radfahren zu Stürzen führen.

Turnen (Geräteturnen)

Turnen beansprucht vor allem Schnellkraft, Beweglichkeit und Koordinationsvermögen. Es bildet daher eine Grundlage für die verschiedensten Sportarten. Aus gesundheitlicher Sicht ist es vor allem günstig zur Vorbeugung gegen Erkrankungen des Bewegungsapparates, beispielsweise Bandscheibenschäden, weshalb Turnen für Kinder und Jugendliche besonders zu empfehlen ist. Leistungssportliches Turnen in unvernünftiger Form betrieben, kann aber auch zu Schädigungen am Bewegungsapparat führen. Vor Beginn des Turnens als Leistungssport ist daher eine sorgfältige Sportvorsorgeuntersuchung durch einen sporterfahrenen Orthopäden erforderlich, um eventuelle Veränderungen im Bewegungsapparat ausschließen zu können, die die Entstehung von Überlastungsschäden begünstigen.

Im Bereich des Herz-Kreislauf-Systems bewirkt das Turnen hohe Blutdruck- und Pulsschlaganstiege. Da Turnen keine Ausdauerkomponente enthält, ist der Trainingseffekt gering. Bei vorbestehenden Herz-Kreislauf-Erkrankungen, vor allem bei ausgeprägtem Hochdruck, aber auch bei Durchblutungsstörungen des Herzmuskels und Zustand nach Herzinfarkt, ist das typische Geräteturnen ungeeignet. Diese Anmerkung ist erforderlich, da auch heute noch viele ältere Turner, die seit ihrer Jugend diesen Sport betreiben, dies gelegentlich nicht wahrhaben wollen.

Volleyball

Volleyball hat sich als Schul- und Universitätssport durchgesetzt ebenso wie als Sport in sog. Herzgruppen. Es stellt »das« typische Mannschaftsrückschlagspiel dar. Vor allem Koordination, Beweglichkeit und Sprungkraft werden beansprucht. Durch die kurzen Laufstrecken ist der Trainingseffekt auf das Herz-Kreislauf-System gering. Die Eignung für Herz-Kreislauf- und Stoffwechselpatienten ergibt sich aus der geringen Kreislaufbelastung und der daraus resultierenden geringen Gefährdung. Es muß aber berücksichtigt werden, daß gerade beim Volleyball sehr viele Verletzungen entstehen können, typischerweise durch das Schmettern und Abblocken am Netz oder das Rückwärtslaufen im Spiel. Entsprechende Veränderungen der Spielregeln können solche Verletzungen verhindern. In den Herzgruppen ist das Schmettern daher meist verboten, der Zwang zu drei Ballkontakten vor dem Rückspiel führt dazu, daß der Ball länger im Spiel bleibt.

In seiner ursprünglichen Form ist Volleyball vor allem für Patienten mit niedrigem Blutdruck und, wie alle Mannschaftsspiele wegen des Intervallcharakters, für Patienten mit Asthma und anderen Atemwegserkrankungen geeignet.

Wandern

Wandern verbindet körperliche Bewegung mit Naturerlebnis. Wie bereits für das Stichwort Gehen (s. dort) vermerkt, ist die Belastungsintensität meist zu gering, um einen stärkeren Trainingseffekt auf das Herz-Kreislauf-System zu erreichen. Gerade für den übergewichtigen Patienten oder den Patienten mit Zuckerkrankheit ist der Kalorienverbrauch jedoch häufig wichtiger als die Belastungsintensität und damit der Trainingseffekt. Es gibt wohl kaum eine chronische Erkrankung, auf die sich das Wandern nicht positiv auswirken würde. Bezüglich der Besonderheiten des Bergwanderns wird auf das entsprechende Stichwort verwiesen.

Wasserball

Unter den Mannschaftsspielen (s. dort) ist Wasserball neben Eishockey dasjenige mit der intensivsten körperlichen Belastung. Die Trainingseffekte sind im Gegensatz zum Eishockey gerade beim Wasserball besonders hoch. Trotzdem ist diese Sportart wegen der hochintensiven Belastung nur für Gesunde geeignet.

Zirkeltraining

Hierunter wird eine stationsweise durchgeführte Gymnastik verstanden, bei der sich der Teilnehmer von einem Punkt zum anderen vorwärtsbewegt und bestimmte Übungsformen durchführt. Diese sind teilweise hochintensiv und dann natürlich für Patienten mit schweren Herz-Kreislauf- und Stoffwechselerkrankungen wenig geeignet (s. Gymnastik). Aber auch hier kommt es natürlich nur auf die Art der Durchführung an!

Abbildungsnachweis

Abb. 1, 4, 7, 9, 21, 25, 39, 45	E. Wendler, Frankfurt
Abb. 2, 26, 27, 29	Bitmap, Mannheim
Abb. 6, 32, 33, 34, 35	H. Trommsdorf GmbH & Co., Alsdorf
Abb. 3, 38	Merckle GmbH, Blaubeuren
Abb. 5, 8, 10, 16, 36, 44	Rost R (Hrsg.) (1991) Sport- und Bewegungstherapie bei inneren Krankheiten. Deutscher Ärzteverlag, Köln
Abb. 13	WIKOM-Archiv
Abb. 14, 20, 23	Gorgaß B, Ahnefeld FW (1993) Rettungsassistent und Rettungssanitäter. Springer-Verlag, Berlin Heidelberg
Abb. 22	Schettler G, Diehm C (1991) Herzinfarkt. Vorsorge, Behandlung und Nachsorge. Piper Verlag, München Zürich
Abb. 24	v Bose HJ (1993) Krankheitslehre. Lehrbuch für die Krankenpflegeberufe, 4. überarb. u. erw. Aufl. Springer-Verlag, Berlin Heidelberg
Abb. 28	Schiebler TH, Schmidt W (Hrsg.) (1987) Lehrbuch der gesamten Anatomie des Menschen, 4. überarb u. erw. Aufl. Springer-Verlag, Berlin Heidelberg
Abb 30, 31	Mannebach H (1992) Das Herz. Hilfen für Gesunde und Kranke. Springer-Verlag, Berlin Heidelberg
Abb. 37	Der Gynäkologe, Band 23, 1990
Abb. 17, 41, 47	Foto: W. Mohr
Abb. 19, 40, 43, 46, 48	Foto: C. Willemer
Abb. 42	Foto: M. Richter

Die Abbildungen ohne Verweis wurden vom Autor zur Verfügung gestellt.

2., überarb. u. erg. Aufl. 1993. X, 257 S. 31 Abb.
DM 29,80; öS 232.50; sFr 33.00. ISBN 3-540-54768-1 ▶

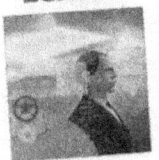

Lernen zu Lernen

Werner Metzig
Martin Schuster

Lernstrategien wirkungsvoll einsetzen

2. Aufl. 1992. IX, 226 S.
73 Abb. DM 29,80; öS 32.50;
sFr 33.00. IBN 3-540-55313-4
▼

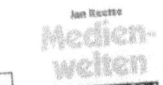

Papier

Willocke Sandermann

Eine spannende Kulturgeschichte

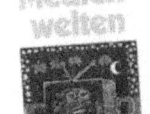

Medienwelten

Jan Reette

Schein und Wirklichkeit in Bild und Ton

◀ 1993. VII, 263 S. 13 Abb., davon 8 in Farbe.
DM 29,80; öS 232,50;
sFr.33,- ISBN 3-540-56538-8

1993. VIII, 236 S. 48 Abb., davon
6 in Farbe. 14 Tab.
DM 29,80; öS 232,50; sFr. 33,-
ISBN 3-540-56666-X ▼

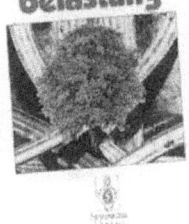

Energie und Umweltbelastung

Peter Borsch
Hermann-Josef Wagner

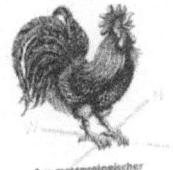

Bauernregeln

Horst Malberg

Aus meteorologischer Sicht

Gorillas

Angela Meder

Ökologie und Verhalten

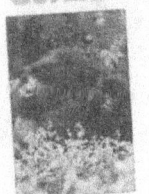

▲ 1992. X, 174 S. 47 Abb.
DM 29,80; öS 232.50;
sFr 33.00.
ISBN 3-540-55623-0

▲ 2., erw. Aufl. 1993. X, 200 S.
33 Abb., 21 historische
Vignetten DM 29,80;
öS 232.50; sFr 33.00.
ISBN 3-540-56240-0

Springer

Preisänderungen vorbehalten

Tm.BA3.11.002

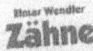
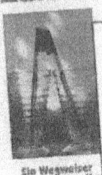

◄ 1993. XV, 257 S. 73 Abb., davon 12 in Farbe. 2 Tab.
DM 29,80; öS 232,50; sFr. 33,- ISBN 3-540-56664-3

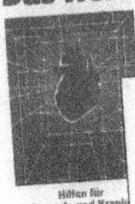

◄ 2. Aufl. 1992. IX, 268 S. 20 Abb.
DM 29,80; öS 232,50; sFr. 33.00
ISBN 3-540-55435-1

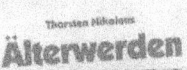
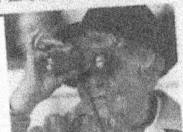

Mit Beiträgen von G. Brettschneider, A. Gaisser,
G. Harms, B. Hiller, K.-D. Humbert, G. Kautzmann,
V. Mertens, M. Preszly, M. Rolf, H. Schüssler und S. Wilcke
1993. XX, 410 S. 23 Abb. DM 34,80;
öS 271.50; sFr 38.50 ISBN 3-540-56959-6

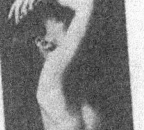

1993. XI, 151 S. 18 Abb. ►
DM 29,80; öS 232.50; sFr 3.00
ISBN 3-540-56168-4

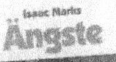
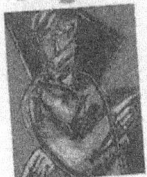

▲ 1993. VII, 175 S. 70 Abb.
1 Tab. DM 29,80;
öS 232.50; sFr 33.00
ISBN 3-540-56242-7

▲ 2. Aufl. 1993. XIV, 294 S.
DM 34,80; öS 271,50; sFr. 38,50
ISBN 3-540-56498-5

Preisänderungen
vorbehalten

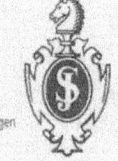

Springer

Tm.8A3.11.002

Springer-Verlag und Umwelt

Als internationaler wissenschaftlicher Verlag sind wir uns unserer besonderen Verpflichtung der Umwelt gegenüber bewußt und beziehen umweltorientierte Grundsätze in Unternehmensentscheidungen mit ein.

Von unseren Geschäftspartnern (Druckereien, Papierfabriken, Verpakkungsherstellern usw.) verlangen wir, daß sie sowohl beim Herstellungsprozeß selbst als auch beim Einsatz der zur Verwendung kommenden Materialien ökologische Gesichtspunkte berücksichtigen.

Das für dieses Buch verwendete Papier ist aus chlorfrei bzw. chlorarm hergestelltem Zellstoff gefertigt und im pH-Wert neutral.

GPSR Compliance
The European Union's (EU) General Product Safety Regulation (GPSR) is a set of rules that requires consumer products to be safe and our obligations to ensure this.

If you have any concerns about our products, you can contact us on

ProductSafety@springernature.com

In case Publisher is established outside the EU, the EU authorized representative is:

Springer Nature Customer Service Center GmbH
Europaplatz 3
69115 Heidelberg, Germany

www.ingramcontent.com/pod-product-compliance
Lightning Source LLC
LaVergne TN
LVHW010256260326
834688LV00044B/1304